国家出版基金项目
NATIONAL PUBLICATION FOUNDATION

总策划　复旦大学医学科普研究所

总主编　樊　嘉　院士　董　健　所长

整形美容皮肤专家

聊健康热点

顾建英　项蕾红　亓发芝　杨　震
（主　编）

U0195892

上海科学技术文献出版社
Shanghai Scientific and Technological Literature Press

图书在版编目（CIP）数据

整形美容皮肤专家聊健康热点 / 顾建英等主编 . —上海：上海科学技术文献出版社，2024

（医学专家聊健康热点 . 复旦大健康科普丛书 / 樊嘉，董健主编）

ISBN 978-7-5439-9004-3

Ⅰ.①整… Ⅱ.①顾… Ⅲ.①皮肤—美容术②皮肤病—防治 Ⅳ.①R622②R751

中国国家版本馆 CIP 数据核字（2024）第 075632 号

书稿统筹：张　树
责任编辑：苏密娅
封面设计：留白文化

整形美容皮肤专家聊健康热点

ZHENGXING MEIRONG PIFU ZHUANJIA LIAO JIANKANG REDIAN

顾建英　项蕾红　亓发芝　杨　震　主编

出版发行：上海科学技术文献出版社
地　　址：上海市淮海中路 1329 号 4 楼
邮政编码：200031
经　　销：全国新华书店
印　　刷：商务印书馆上海印刷有限公司
开　　本：720mm×1000mm　1/16
印　　张：19.25
字　　数：241 000
版　　次：2024 年 7 月第 1 版　2024 年 7 月第 1 次印刷
书　　号：ISBN 978-7-5439-9004-3
定　　价：78.00 元

http://www.sstlp.com

丛书编委员

总主编：樊　嘉（中国科学院院士、复旦大学附属中山医院
　　　　院长）

　　　　董　健（复旦大学医学科普研究所所长、复旦大学附
　　　　属中山医院骨科主任）

编委会委员（按照姓氏笔画排序）：

丁　红	丁小强	马晓生	王　艺	王小钦	王达辉	王春生
亓发芝	毛　颖	仓　静	任芸芸	华克勤	刘天舒	刘景芳
江孙芳	孙建琴	孙益红	李　娟	李小英	李益明	杨　震
吴　炅	吴　毅	余优成	汪　昕	沈锡中	宋元林	张　颖
陈　华	陈海泉	林　红	季建林	周　俭	周平红	周行涛
郑拥军	项蕾红	施国伟	姜　红	洪　维	顾建英	钱菊英
徐　虹	徐辉雄	高　键	郭剑明	阎作勤	梁晓华	程蕾蕾
虞　莹	臧荣余	漆祎鸣	谭黎杰			

本书编委会

主　编：顾建英　项蕾红　亓发芝　杨　震

副主编：潘昱妍　刘　晔

编　者（按照姓氏笔画排序）：

乐百爽　任　捷　刘　晔　杜　娟　杨君毅　杨嘉红　骆肖群

吴文育　何安琪　迟丹宜　张思敏　陈　力　陈　诚　邵春海

郑少鸾　赵珏敏　胡飞飞　姜玥顾　钱　辉　徐中奕　黄淳韵

龚轶一　盛友渔

总序

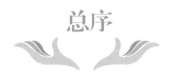

　　上海医学院创建于 1927 年，是中国人创办的第一所"国立"大学医学院，颜福庆出任首任院长。颜福庆院长是著名的公共卫生专家，还是中华医学会的创始人之一，他在《中华医学会宣言书》中指出，医学会的宗旨之一，就是"普及医学卫生"。上海医学院为中国医务界培养了一大批栋梁之材，1952 年更名为上海第一医学院。1956 年，国家评定了首批，也是唯一一批一级教授，上海第一医学院入选了 16 人，仅次于北京大学，在全国医学院校中也是绝无仅有。1985 年医学院更名为上海医科大学。2000 年，复旦大学与上海医科大学合并组建成复旦大学上海医学院。历史的变迁，没有阻断"上医"人"普及医学卫生"的理念和精神，各家附属医院身体力行，努力打造健康科普文化，形成了很多各具特色的科普品牌。

　　随着社会的发展，生活方式的改变，传统的医疗模式也逐渐向"防、治、养"模式转变。2016 年，习近平主席在全国卫生与健康大会上强调"要倡导健康文明的生活方式，树立大卫生、大健康的观念，把以治病为中心转变为以人民健康为中心"。自此，大健康的概念在中国普及。所谓"大健康"，就是围绕人的衣食住行、生老病死，对生命实施全程、全面、全要素地呵护，是既追求个体生理、身体健康，也追求心理、精神等各方面健康的过程。"大健康"比

"健康"的范畴更加广泛，更加强调全局性和全周期性，需要大众与医学工作者一起参与到自身的健康管理中来。党的二十大报告提出"加强国家科普能力建设"，推进"健康中国"建设，"把人民健康放在优先发展的战略地位"，而"健康中国"建设离不开全民健康素养的提升。《人民日报》发文指出，医生应把健康教育与治病救人摆在同样重要的位置。健康科普的必要性不言而喻，新时期的医生应该是"一岗双责"，一边做医疗业务，同时也要做健康教育，将正确的防病治病理念和健康教育传播给社会公众。

为此，2018年12月26日，国内首个医学科普研究所——复旦大学医学科普研究所在复旦大学附属中山医院成立。该研究所由国家科技进步二等奖获得者董健教授任所长，联合复旦大学各附属医院、基础医学院、公共卫生学院、新闻学院等搭建了我国医学科普的专业研究平台，整合医学、传媒等各界智慧与资源，进行医学科普创作、学术研究，并进行医学科普学术咨询和提交政策建议、制定相关行业规范，及时发布权威医学信息，打假网络医学健康"毒鸡汤"，改变网络上的医疗和健康信息鱼龙混杂让老百姓无所适从的状况，切实满足人民群众对医学健康知识的需求，这无疑是对"上医精神"的良好传承。

为了贯彻执行"大健康"理念和建设"健康中国"，由复旦大学医学科普研究所牵头发起，组织复旦大学上海医学院各大附属医院的专家按身体系统和"大专科"的分类编写了这套"医学专家聊健康热点（复旦大健康科普）丛书"，打破了以往按某一专科为核心的科普书籍编写模式。比如，将神经、心脏、胃肠消化、呼吸系统的科普内容整合，不再细分内外科，还增加了肿瘤防治、皮肤美容等时下大众关注的热门健康知识。本丛书共有18本分册，基本涵盖了衣食住行、生老病死等全生命周期健康科普知识，也关注心理和精神等方面的健康。每个分册的主编均为复旦大学各附属医院著名教授，都是各专业的领军人物，从而保证了内容的权威性和科学性。

　　丛书中每个小标题即是一个大众关心的医学话题或者小知识，这些内容精选于近年来在复旦大学医学科普研究所、各附属医院自媒体平台上发表的推文，标题和内容都经过反复斟酌讨论，力求简单易懂，兼具科学性和趣味性，希望能向大众传达全面、准确的健康科普知识，提高大众科学素养和健康水平，助力"健康中国"行动。

樊嘉

中国科学院院士
复旦大学附属中山医院院长

董健

复旦大学医学科普研究所所长
复旦大学附属中山医院骨科主任

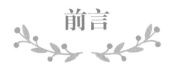

前言

　　随着社会的发展和人民生活水平的提升，越来越多的人关注生活质量，整形美容已经逐渐成为现代人关注的热点话题之一。随着时代变迁和理念更新，医学的意义不仅仅是救死扶伤，越来越多的人注重对美好生活的追求，希望通过整形美容来改善自己的外貌，增强自信心。

　　然而，当前医学美容这个新兴的市场，由于从业人员素质参差不齐，存在鱼目混珠的现象，造成不少求美者的困扰与担忧，同时求美者也缺乏对整形美容科学性和安全性的了解与认识。因此，编者撰写了这本专为求美者量身打造的整形美容科普书籍，希望能够为广大读者提供关于整形美容的基础知识、安全性以及手术需要注意的事项等内容的介绍，以帮助大家更加全面了解和认识整形美容。

　　本书对生活中常见的整形美容项目有较完整介绍，涵盖了面部年轻化、面部轮廓整形、眼整形、耳整形、鼻整形、口唇整形、乳房整形、美体塑形、皮肤美容、常见皮肤病等，内容翔实；同时还包含手术存在的风险、注意事项以及术后护理等多个方面。通过本书的阅读，读者将会对整形美容有一个新的认识，能够更为理性地看待并选择适合自己的整形美容手术或治疗。

　　本书特邀多位国内整形美容领域的知名专家共同参与编写，为读者提供了深入浅出的科普知识和建议，以帮助求美者做出理性的决策。编者从多个渠道获取了大量的临床资料和信息，并得到了众多同行的支持和帮助。在此，非常感谢所有对本书提供支持和帮助的同道们。同时，也希望读者朋友们能关注和认可本书。期待我们携手为整形美容的美好明天共同努力！

最后，祝愿所有的读者朋友健康、美丽、自信，享受美好的生活！

顾建英

复旦大学附属中山医院党委书记

整形外科主任医师，二级教授，博士生导师

2024 年 5 月

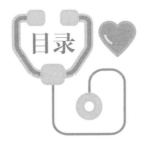

目录

鼻整形热点问题

耳整形热点问题

烧伤整形与创面修复热点问题

常见皮肤病热点问题

处方笺

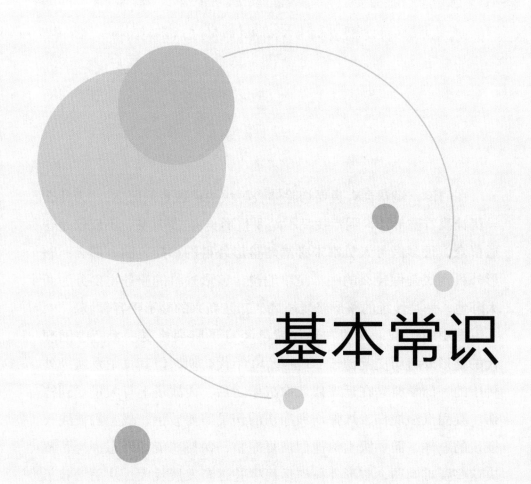

基本常识

医师: _____

临床名医的心血之作……

整形外科整什么?

在门诊,经常会有想要切除体表肿块的求医者问医生:"为什么导医让我看整形外科呢? 我又不是要整形美容。"其实,不仅仅是普通群众,很多医务人员都未必清楚整形外科的诊疗范围。那么,整形外科到底是做什么的呢? 简单地说,整形外科的业务主要分为两大阵地,一是传统的整形修复领域,二是新兴的整形美容领域。

据史料记载,我国在晋代就已经有了唇裂修复手术。中国现代的整形外科历史起源于 20 世纪 40 年代初期,但其真正发展为外科中的一门学科是在近现代几次战争之后,因战场上有大量受到枪伤、凝固汽油烧伤、炸弹伤和冻伤的伤员需要救治,战士们被战火摧残的肢体,需要医生给他们恢复完整,保持功能和形态,为了解决这些疑难问题,整形外科应运而生并逐渐发展壮大,从而培养了大量的整形外科医生。随着时代的发展,整形外科技术逐步从创伤性缺损和畸形的修复,运用至先天性畸形的整形(如先天性唇腭裂、小耳畸形、颅缝早闭、尿道下裂、阴道闭锁、多指并指等),疾病引起的畸形、缺损或功能障碍的整形(各类皮肤软组织良恶性肿瘤的治疗,如恶性黑色素瘤、皮肤鳞癌、基底细胞癌、血管瘤、神经纤维瘤等)和感染性缺损和畸形的整形(长期卧床所致骶尾部褥疮、血栓所致下肢创面、糖尿病足等）。可以说，凡是在治疗各种外科疾病的过程中，应用组织皮瓣移植方法进行修复和再造的手术都与整形外科有密切的联系。

随着生活水平的提高，广大老百姓对自身形象和容貌的要求也逐步提高，整形外科医生充分利用自身在创伤畸形整形修复领域积累的宝贵技术经验，将整形技术优势应用到整形美容领域，通过精细的医疗技术手段满足人们对容貌和形体的追求。其中，美容界最流行的四大美容手术包括：眼整形、鼻综合整形、乳房整形和抽脂形体雕塑。

面部年轻化微整形是当前热点，如肉毒素注射除皱，玻尿酸、自体脂肪或纳米脂肪填充年轻化等受到热捧；激光祛斑、光子嫩肤、水光针以及射频紧肤提拉等项目也是整形美容外科常见的治疗项目。此外，拉皮除皱、面部轮廓整形（下颌骨、颧骨改形）、隆下巴、提眉、植发、私密处整形（通过修复重建及美容的方法改善外生殖器的外形和功能）、瘢痕整形和腋臭治疗等，也都是十分常见的整形美容手术。

综上所述，整形外科几乎与所有外科学科都有交叉和联系，诊疗范围十分广泛，从头到脚全覆盖。整形外科是医术与艺术的融合，它既能解除患者伤痛，使人体丧失或缺损的组织器官恢复外形和功能，又能通过含艺术的医学技术塑造形体的美感。

（郑少嵩　顾建英）

"医学人体美"你了解吗?

李白曰:"云想衣裳花想容,春风拂槛露华浓。"从古至今,人们对于美的探索追求从未停歇。唐朝以雍容华贵为美;宋朝更尚素雅娇柔;现代社会,女孩们则青睐大眼睛、长睫毛、锥子脸和小蛮腰……那么究竟什么样的美才是真正的美,什么样的美才符合医学人体美的标准呢?

所谓"医学人体美",是指人的外在形体、内部结构、生理功能、心理状态和社会适应能力等各方面都处于健康状态下的协调、匀称、和谐的统一,其具体内容主要包括以下几个方面。

健康活力美与外在形体美的统一

健康有活力是医学人体美的首要条件。从医学角度解释,健康就是身体形态发育良好,且各器官系统能正常执行生理功能,体质健壮,精力充沛。健康是美的前提,美是健康的表现。健康的人体通过日常的新陈代谢迸发出源源不断的生命活力。如果人体的某些结构或者功能发生异常,则人体美可能会遭到损害。例如,患有强直性脊柱炎的患者,由于背部的疼痛,在行走时姿势僵硬,失去了昂首阔步的美感;面部神经功能异常的患者,不能自如地协调面部肌肉，导致嘴歪眼斜。所以拥有健康身体的你，在某种意义上，就已经相当美丽。

人体美最基本的要求是匀称、和谐、均衡、对称。同时，人体各个部位之间的距离比例对人体美至关重要。我国自古以来就有"三庭五眼"的说法，即脸的长宽符合一定的比例，符合"三庭五眼"比例的面部是最和谐的（如图1）。西方将最能引起美感的比例称为"黄金分割比"，即 1 : 0.618。人体有许多部位都符合黄金分割比的结构，如以脐为界，人体上身占比 0.382，下身占比

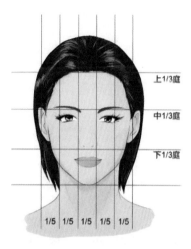

图 1　三庭五眼

0.618；以生殖器为界，上至脐为 0.382，下至膝盖为 0.618；国人的鼻宽与鼻高之比也接近黄金分割比。

除了结构比例之外，人体美也最大限度地蕴藏在身体美妙的线条之中。据测算，腰与臀遵循反向双曲线，在观看这些人体曲线时，我们眼部肌肉的运动是自然的、有规律的，这导致我们主观上产生快感及美感，腰臀部的曲线以及女性独有的胸部曲线组成了柔美跌宕的三部曲，阿拉伯人赞之为"旋转的天堂"。男性线条则偏向充满阳刚的直线，上宽下窄的倒三角形身材显得强壮有力。

医学人体美还包括动态美。当人体运动时，形体不断变化又具有微妙的连贯性，动作的高低起伏、起承转合所形成的轨迹和谐优美。运动的人体产生韵律和节奏，使人体体现出动态之美。

自然性与社会性的统一

医学人体美离不开人类生存斗争和自然选择的影响。在人类的长期繁衍过程中，有利于人类生存的身体特征得以保留，最终表现

为当今世界各种族的体貌特点。为了适应寒冷气候，东亚人的祖先眼裂较小，且眼窝周围包裹着更多的脂肪组织。不同地区、不同种族对人体的审美往往会随着社会发展不断演变，逐渐形成较为固定的审美观念，形成特定的审美文化。

普遍性与差异性的统一

医学人体美既是统一的，又是多样的。不同种族、不同地区的审美存在差异。在人类发展过程中，不同地区的气候、传统文化塑造了不同的人种特征，比如泰国北部的喀伦族以长颈为美，古代欧洲宫廷以细腰为美。不同年龄段的人群同样具有不同的医学人体审美标准，处于青春期的人体健壮有力，充满朝气，而随着年龄增长，皮肤逐渐松弛，容貌衰老。不同性别的医学人体美存在差异，男性更加雄伟矫健，充满"阳刚之美"；而女性则秀丽端庄，温柔典雅。

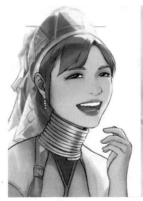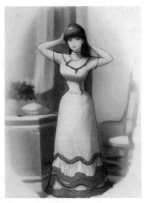

图 2　审美的差异性

（郑少鸾　顾建英）

整形前你需要知道的事

求美前，你的心理建设做好了吗？

　　求美者接受整形美容手术前，应该准备好什么呢？时间？金钱？——都没错。但最需要做好的准备应该是心理准备。求美者常常会因为诸多因素而感到焦虑——手术的效果怎么样？手术过程中会不会很痛？手术会不会失败？手术会不会留下后遗症？……有时候虽然整形手术非常成功，但是术后效果与求美者预期不一致，还是会不满意。例如做了乳房假体植入术后，虽外表美观、对称且没有疼痛等不适，但患者觉得不是自己想要的样子和感觉，想要取出假体。有些求美者样貌姣好，但是为了追求所谓的"明星脸"而寻求整形美容手术，却在一次又一次的手术中迷失了自我，陷入了"体像障碍"，看自己就是觉得这不好那不好……这些情况都时刻提醒求美者，一定要做好心理准备，切勿盲目"跟随潮流"或因"一时兴起"而做整形美容手术。

　　理性看待整形美容

　　整形美容是一种提升和改善外观的手段，对"美"的追求自古以来是人们所一直探索的，不应该对寻求整形手术抱有羞耻和排斥心理。事实上，整形外科手术不仅包括双眼皮手术、隆胸术这类美容手术，还包括疤痕改形术、乳房再造术这类修复手术。整形美容手术也不是万能的，受手术技术、个人原有条件的限制，整形手术只能一定程度改变人体的外观，无法做到完全改变外观或者复制他人外观，也就是想要整得和明星"一模一样"是不可能的。

合理提出诉求

整形手术遵从自主性原则，所有整形美容手术的需求应当是自己主动提出，而不是因为盲目跟风，或者是在他人的要求或胁迫下提出的。不能因为周围人都割了双眼皮而盲目跟风，也切勿由于追随"潮流"整成所谓"明星脸"，因为所谓"明星脸"往往会因时代不同而改变。求美者的诉求应当从自我实际出发，真实地觉得自己某个部位需要美学提升或修正，才能避免术后产生焦虑、抑郁等不良情绪。

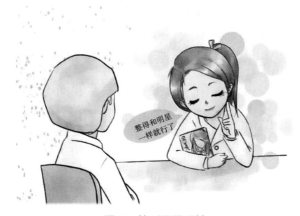

图 3　整形需要理性

具体到某个部位或器官，要想清楚自己最想要改变的是哪个部位，而不是笼统地觉得自己"不够好看""不够有魅力"。求美者需要告诉医生自己想要在什么地方进行手术，例如，"我觉得自己鼻部不太好看"比起"我觉得脸不太好看"具体得多，这样精细化的描述有助于医生有针对性地选择合适的美容手术。

做整形美容手术之前，求美者会有一个手术后的预期，例如希望自己的乳房在隆胸术后有多大程度的扩大。应当清晰地将自己的预期表达出来，和医生进行沟通。有时候可能现有的技术、条件或者可用的资金不能支持达到预期的效果，就需要修订自己的预期，将医生的建议和自己的诉求结合起来，形成合理并且可行的诉求，最后与医生一同定下治疗方案并遵从医嘱。

了解手术风险及术后并发症

整形美容手术同其他手术一样，也存在手术失败、术后并发症等风险，我们必须要认识到这一点。在手术前，应该主动向医生了解手术风险及术后并发症。以重睑成形术也就是我们俗称的"开双眼皮"为例，术后短期可能存在出血、感染等并发症，长期可能存在两侧不对称、术后瘢痕、手术失败等需要二次手术的问题。如果我们术前不去了解这些手术风险和术后并发症，术后一旦出现并发症，就可能不知所措，产生焦虑、愤怒或是抑郁的情绪。同时，我们应当正确认识这些风险和并发症，不应该因为新闻报道中整容失败的案例而感到害怕，即使手术失败或出现并发症，也有相应的处理办法。

接纳"新"的自己

当手术完成以后，求美者可能会对术后的自我形象不适应，甚至产生怀疑、焦虑甚至抑郁的情绪。此时往往需要一段时间接纳并熟悉新的自己，在此期间可以给自己一些积极的心理暗示，告诉自己"这就是我，更好的我"，也可以寻求医生的帮助。即使手术没有完全达到预期，也无需焦虑，可以择期进行修正或调整。手术后也可能会受到周围人的非议，但不应当因此感到畏惧，而是应当大胆接受术后"新"的自己。

（郑少鸢　顾建英）

整形美容有风险吗?

假如整形美容能使人脱胎换骨,恐怕所有拥有爱美之心者都很难拒绝。身边的女性朋友容貌的改变,关系好的闺蜜偷偷告诉自己某某医院鼻子整形做得很好……这些消息不禁让人怦然心动。然而,令人望而却步的不仅是七大姑八大姨的道听途说,还有新闻里言之凿凿的报道,"某某女明星接受下颌骨整形术后意外身亡","小李受蛊惑在美容院隆鼻后却变歪鼻","震惊!花了高价隆胸后竟查出了乳腺癌。"那么,整形风险的真相到底是什么?

整形美容确实有一定风险!

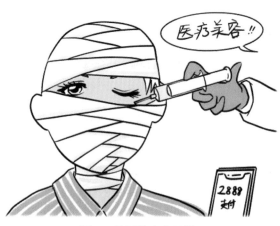

图4 整形美容有风险

治疗本身的风险

任何手术都有风险，麻醉药物过敏、术中出血、伤口感染、切口难愈、瘢痕形成，甚至是手术中误伤关键血管和神经等。看似简单的面部注射治疗，也有可能出现过敏、血管栓塞等情况，甚至有危及生命的风险。激光治疗也有灼伤、红肿、疼痛和色素沉着等风险。即便是同一个手术，在不同人身上也可能出现不同的风险和并发症。因此常常会听到医生向你询问"最近在月经期吗？""有糖尿病或高血压等基础疾病吗？""对什么东西过敏吗？""最近感染过新冠病毒吗？"……这些问题，并非机械而无用的询问，而是医生在仔细、认真地考虑你的身体是否适合接受整形美容，这将在很大程度上从源头出发，规避许多风险。当然，不同的手术会有不同的风险，每一位求美者应当在手术或治疗前进行充分的评估和了解。

达不到心理预期的风险

在手术前所有的求美者都会坚定地认为自己整形后一定会变"美"，但事实上，不少求美者却在整形后认为自己变"丑"了。那么，在这"美"与"丑"之间到底发生了什么？造成"理想"与"现实"间的差距的原因是什么？

正如世界上没有两片相同的叶子，我们也很难找到两张完全相同的脸，每个人与生俱来的五官、骨骼和特性决定了其容貌的底色，整形所能达到的目标和最终决定采用的手术方式，是需要医生和患者共同商讨的，即使对每位患者进行同样的手术或操作，最终得到的结果也会大不相同。因此，在手术前，求美者应该与医生进行积极的沟通，听取医生的建议，而不是提出不切实际的要求，避免术后效果达不到心理预期。

如何规避风险呢？

要想规避风险，关键是两个字——专业。应选择正规的医疗机构，例如正规的三甲医院的整形外科和有资质的美容机构。"专业"和"正规"并非等同于零风险，但通过"专业"和"规范"的流程和操作能够最大程度地降低风险。

（郑少莺　顾建英）

靠谱的整形美容机构和
靠谱的医生是什么样的?

谈起整形美容手术,大家最想知道的一定是去哪儿做整形美容手术最放心,以及如何选到一个让自己放心的医生。在这个信息爆炸的时代,到处都充斥着形形色色令人应接不暇的广告,再配上几位帅哥美女做宣传,瞬间令人眼前一亮。但是,广告背后的这些机构是不是真的靠谱?这些整形美容机构里的医生是不是真的像宣传的那样医术高明呢?这需要求美者擦亮眼睛,提高自己的分辨能力。如何提高分辨能力呢?下面,我们就为大家奉上一份"美(美容机构)"秘籍。

首先一定要选择具有整形美容手术资质的医院或美容机构。一般来说,国内大型公立整形专科医院或者公立综合性三甲医院的整形外科是最靠谱的;如果是私立整形美容机构,从规模上可以划分为整形美容医院、门诊部、诊所(科室),一定要关注其资质和执业范畴以及行业口碑。

在选定了整形美容机构以后,该如何选择做整形美容手术的医生呢?总的说来,一个整形医生的经验、擅长的手术和审美观决定了他是不是适合你。一般年资越高的医生自然手术经验越丰富、技

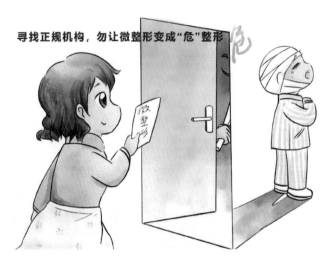

图 5　整形应寻找正规机构

术越成熟，是较为稳妥的选择。而在如今这个讲究专科化和精准医疗的时代，年轻而富有经验的整形专科医生也并不少见。选择正规医疗机构，从其官方推出的医生简介去了解医生擅长的领域，可能会更容易找到合适的医生。

　　除了找到一个靠谱的整形美容医生，手术前的面诊和沟通也很重要，要让医生充分了解你的诉求。如果医生的审美和求美者的诉求能够产生共鸣，那是最完美不过了。有时候，懂你，真的很重

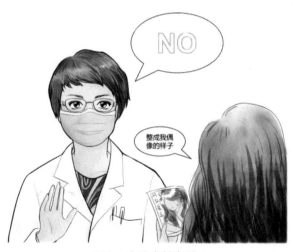

图 6　充分术前沟通

要！所谓一千个人眼中有一千个哈姆雷特，不同的人的审美观念是不一样的。因此，求美者一定要与负责实施美容手术的主刀医生进行充分的术前沟通，在尊重医生建议的同时提出自己的审美观点和意见，这样才能达到自己满意的效果。

爱美之心，人皆有之。很多求美者都想通过整形美容手术改善自己的外形，以自己觉得更完美的状态融入社会。所以求美者在选择整形美容机构的时候一定要擦亮眼睛，尽量选择有正规资质和技术力量雄厚、行业口碑良好的整形医院或机构，选择手术经验丰富的医生，这是迈向求美成功的第一步，也是最关键的一步。

（郑少鸾　顾建英）

处方笺

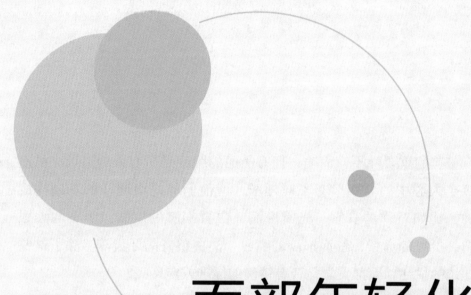

面部年轻化

热点问题

医师：＿＿＿＿＿＿＿＿＿＿

临床名医的心血之作……

面部的美与老

面部美学常识

美的重要性不言而喻，拥有美丽的脸庞是所有人的追求。虽然每个人心中的"美"有不同样子，但他们却是由同样的基础构成的，比如对称的五官，光滑滋润、白皙细腻的皮肤，明亮的大眼睛，挺拔的鼻梁，红润饱满的嘴唇，洁白整齐的牙齿等。除了这些笼统的描述，面部美学是否有精确的标准或定义呢？

在达·芬奇看来，标准的面部轮廓应当是脸的最宽处等于唇至发际线距离的长度；嘴的宽度等于唇到下颏距离的长度；唇到下颏的距离是脸长的1/4；双眼之间的距离等于一只眼的宽度；耳朵的长度与鼻子的长度相等；鼻梁正中到下颌的距离为脸长的1/2等。

所谓面部轮廓，就是人们通常所说的脸型。给人乐观感觉的圆脸、坚毅的方脸、娇柔的瓜子脸都有各自的美丽，不同的脸型彰显着个人的独特魅力。美学家研究发现，只有面部五官的长、宽比例接近或符合黄金分割比例，即1∶0.618时，视觉效果最好。下面，我们一起来看看面部的具体审美标准。

黄金分割比例和"三庭五眼"标准

美学家用黄金分割法分析人的五官比例分布，以"三庭五眼"

为修饰标准。"三庭"是指把脸的长度分成三等分，从前额发际线至眉骨，从眉骨至鼻底，从鼻底至下颏，各占脸长的1/3；而"五眼"指脸的宽度比例，以眼睛长度为单位，把脸的宽度五等分，从左侧发际至右侧发际的距离相当于五只眼形的宽度。符合"三庭五眼"比例的面部是比较和谐的。

一般来说，女孩的面部上半部比较宽，下半部逐渐变窄，呈椭圆形或卵圆形。未必非要拥有刀削一样的小尖脸才算美女，五官和脸庞的比例协调才是判断美感的黄金准则。

"四高三低"的标准

"四高"：第一"高"是额部；第二"高"是鼻尖；第三"高"是唇珠；第四"高"是下巴尖。"三低"：两个眼睛之间，鼻额交界处是适当凹陷的；在唇珠的上方，人中沟是凹陷的；下唇的下方，有一个小小的凹陷。

"丰"字审美

在一个人的面部画一个"丰"字，来进一步判断面部轮廓的比例。先做面部的中轴线，再通过太阳穴（颞部）做一条水平线，通过两侧颧骨最高点做一条平行线，再通过口角到下颌角做一条平行线，这样就形成一个"丰"字。在"丰"字的三横上，颞部不能太凹陷，也不能太突起；颧骨应该是往前方伸展，而不是往外侧横向发展。

（郑少鸢　顾建英）

衰老真的会写在脸上吗？

衰老是不可避免的自然规律。我们的面颈部长期暴露在外，每天面对风吹日晒等各种复杂的环境，使我们面颈部的皮肤较身体其他部位皮肤老化更快。因此，面颈部也是容易显示出皮肤衰老的主要部位。

紫外线和遗传是衰老的主要诱发因素

面部老化的具体原因主要有两方面。一是紫外线照射引起皮肤"光老化"。那么，什么是光老化呢？紫外线照射皮肤后，会导致细胞 DNA 损伤及细胞凋亡，同时还会使机体产生大量活性氧自由基（ROS），影响胶原生成并加速已有胶原降解，最后产生一系列老化表现。日光中的紫外线（UV）按照波长分为长波紫外线（UVA）和中波紫外线（UVB），长期接触紫外线的皮肤质地粗糙、皱纹变深、弹性降低且常伴有色素沉着或脱失。二是机体内源性老化，这主要是由遗传基因和岁月决定的。

面部软组织和骨骼的质量变差是衰老的过程

按照解剖分类，面部软组织由浅入深分别是皮肤、皮下组织、肌肉腱膜系统（SMAS层）、网状组织和深筋膜，它们通过面部支持韧带系统紧密连接在一起。在衰老因素作用下，皮肤细胞损伤，细胞间质、胶原蛋白和透明质酸被分解导致这些软组织和骨骼质量不断走下坡路，并在重力的作用下不断下垂，最后呈现衰老状态。

面部衰老的外观表现有哪些？

表情肌的长期收缩使皮肤和皮下组织产生了皱褶，如眉间的皱眉纹、额部的水平皱纹和眼周的鱼尾纹；相邻解剖组织间形成深在皱褶，泪沟、鼻唇沟、木偶纹、颈部皱纹和条索；面部上 2/3 区域组织量的减少会导致颞部、侧面颊部和中面颊部的凹陷，这会使颞部、眶周和颧部骨骼轮廓更加突兀；重力的作用、韧带的松弛和脂肪垫的移位会导致软组织下垂，特别是在面颊下部、下颌部和颈部出现明显的组织下垂；上下唇红体容量减少变薄，口周肌肉老化出现的口角下垂等。这些都是面部苍老感的具体表现。

如何抗衰老？

在日常生活中，防晒、保湿和抗氧化是抗衰养护的主要方式，同时规律作息、合理饮食、健康生活也是保持皮肤良好状态的重要手段。

（郑少鸢　顾建英）

除皱术

时光易老，容颜依旧

随着岁月变迁，皱纹悄悄地爬上了我们的脸庞。一般来说，刚出现的皱纹仅在面部表情活动的时候出现，是面部表情肌收缩牵拉皮肤形成的，如果面部肌肉松弛静止，皱纹就消失了，这种皱纹我们称之为"动力性皱纹"。随着皮肤的老化，在面部静止不做任何表情时，皮肤上出现的皱纹，我们称之为"静态性皱纹"。随着年龄增长，肤质变差，皮肤变薄，皮下组织萎缩，有些静态皱纹甚至能形成皱褶或凹陷。

那么，有什么利器能够对抗皱纹呢？大家首先会想到的是"除皱针"。除皱针是怎么去除皱纹的呢？主要是肉毒素起了作用。

肉毒素作用于神经肌肉突触，阻断神经末梢分泌能使肌肉收缩的乙酰胆碱，从而导致肌肉松弛性麻痹。肉毒毒素对动力性皱纹

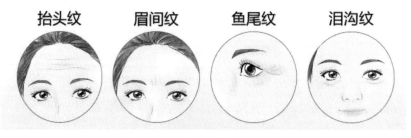

抬头纹　　眉间纹　　鱼尾纹　　泪沟纹

图 7　肉毒素除皱的适用部位

的效果比较好，比如眼角笑纹、皱眉纹、抬头纹、皱鼻纹、口周细纹等。

对于静态的皱纹，则需要充填剂注射来解决。临床上常用的填充剂是玻尿酸、胶原蛋白、脂肪微粒或脂肪胶等。

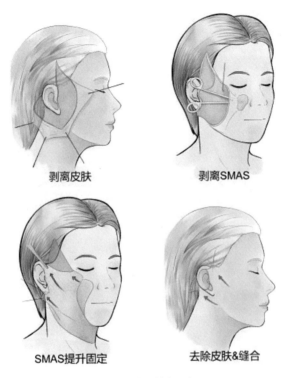

剥离皮肤 　　　　剥离SMAS

SMAS提升固定 　　　　去除皮肤&缝合

图8　面部除皱手术

除了除皱针和充填剂，面部除皱手术也是一种时下流行的美容手段。随着医疗技术的发展，面部除皱术从传统的全面部"大拉皮"大创伤手术，转到精准的分层手术、微创手术。医生可以根据皱纹的严重程度、皱纹的部位和面部下垂的部位等综合考虑，分别从面部的皮肤、浅表肌肉腱膜系统（SMAS）、骨膜层次进行分层手术，以达到精准、微创和优效的目的。

还有一类干燥细纹，可使用化学剥脱术，又称"化学换肤术"。通常使用果酸等药物，对表皮和部分真皮进行控制性的去除，通过表皮和真皮的再生，达到去除面部细小皱纹的目的。除了化学换肤术，现在广受求美者追捧的水光针也是改善皮肤细小皱纹的一大法宝。水光针结合真空负压技术，将玻尿酸、维生素等成分注射至皮肤的真皮层，起到填充细纹、刺激胶原再生的功效。

除皱的方法五花八门，你或许会问："哪种方法最有效呢？"其实，每种方法都有效，最重要的是先弄清皱纹形成的原因以及分清是哪一类皱纹，选择合适的方法进行治疗，才能使青春永驻。

（郑少鸾　顾建英）

揭秘神奇的肉毒素

肉毒素全名肉毒杆菌素，这名称听起来让人瑟瑟发抖……不要怕，让我们来更深入了解肉毒素的前世今生。肉毒素是肉毒杆菌繁殖过程中分泌出的一种蛋白质，属于一种神经毒素。主要是通过抑制乙酰胆碱释放来阻断神经末梢与肌肉之间的传导作用，使肌纤维不能收缩，致使肌肉松弛。它是人类已知的最强大的毒素之一，可导致一系列症状，包括瘫痪、呼吸困难，甚至可致人死亡，最初在二战时期被用来制备生化武器。正因为肉毒素的特殊作用，后来被用于治疗因肌肉收缩引起的各种疾病，如面肌痉挛、眼睑痉挛等。直至20世纪80年代末，西方医务人员在临床中偶然发现，在患者面部注射微量肉毒素后，能使松弛的皮肤绷紧并令皱纹消失，从此便开始了肉毒素在医疗美容领域的应用。肉毒素的注射剂量非常重要，一般面部治疗不超过100U，全身一次治疗总量不超过200U，这是安全的。

目前，我们谈及的肉毒素都是A型肉毒毒素，其他型的肉毒素并未获准上市。在经过多年的临床实践后，A型肉毒毒素基于其效用特点拓展出的应用范围已经非常丰富，比较成熟常见的有以下几种。

局部除皱

除皱是肉毒素最初用于医美领域的一个功效，主要针对的是由肌肉收缩造成的动态性皱纹，通过放松局部表情肌达到除皱的效果。如鱼尾纹、额纹、眉间纹、鼻背纹、口周纹、颈横纹等在早期都可以得到改善。

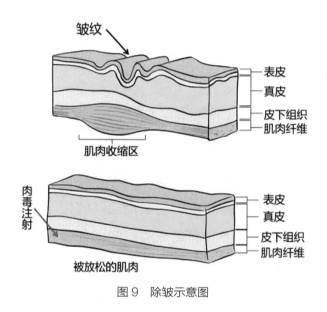

图 9　除皱示意图

缩小局部轮廓（瘦脸 / 瘦腿 / 瘦肩）

针对咬肌发达人群，通过在咬肌部位注射肉毒素，使咬肌放松达到缩小咬肌体积，视觉上瘦脸的效果。除此之外，个人的习惯性表情也会导致单侧的咬肌越来越发达，从而造成歪嘴，或面部不对称的情况，也可以用肉毒素来调整左右脸咬肌大小不对称的问题。

瘦腿和瘦肩则是针对斜方肌（肩部）、腓肠肌（小腿）发达者。瘦肩针是通过缩小斜方肌，来向下压缩斜方肌对于脖颈长度的视觉侵占，以达到拉长脖颈、纤体塑形的功效；瘦腿针则是通过缩小腓肠肌，改善发达的腿部肌肉，以达到修饰小腿线条的效果。

调整面部表情

准确的部位注射适量肉毒素可以改善上唇提肌的肌力过强造成的露龈笑。另外，降口角肌紧张导致的嘴角下垂，也可以通过注射肉毒素让降口角肌放松，使嘴角自然提升，打造微笑唇。

下颌缘提升

下颌缘提升就是通过在颈阔肌及降口角肌等部位注射肉毒素，减弱这些肌肉对面部的下拉力量，从而达到提升下颌缘、紧致肌肤的功效。

改善多汗症和腋臭

肉毒素可以控制汗腺的神经末梢，抑制支配汗腺的交感神经节后纤维的乙酰胆碱释放，使腋窝大汗腺逐渐萎缩，扰乱细菌的产生和阻断汗腺的分泌，从而达到减少多汗和预防汗臭的效果。

减少皮脂分泌、收缩毛孔、改善肤质

在皮肤美容项目上如水光针中加入少量肉毒素治疗，可减少皮脂腺的油脂分泌，缩小毛孔、减少细纹，达到改善肤质的效果。

抑制疤痕

注射 A 型肉毒素能减小疤痕张力、减少肌肉运动以及抑制纤维细胞的增生，从而抑制疤痕的生成和色素沉着，对于瘢痕可以做到一定程度的治疗。

除了上面提到的在医疗美容领域的除皱和瘦脸等作用外，肉毒素还有许多新的应用，比如在缓解疼痛方面可以用于治疗偏头痛、

三叉神经痛以及肌肉疼痛，在神经疾病方面可以治疗面部痉挛、中风后遗症、原发性帕金森综合征，还可以治疗膀胱过度活动症、尿潴留等。

（郑少莴 顾建英）

"面部填充"你需要知道的事儿

可用于面部年轻化微整形的材料有哪些？

　　面部衰老是一个逐渐萎缩、干瘪和塌陷的过程，是人体衰老的必然规律。为了与衰老进行抗争，人们开始尝试用各种材料注射补充，以对抗和阻止这样一个衰老的过程。面部软组织填充，是目前治疗面部容量组织缺失、轮廓改变以及静态皱纹的最常用的微创治疗手段。理想的软组织填充材料应具备良好的生物相容性、有效性以及安全性。目前面部软组织填充材料包括非自体组织注射物，如透明质酸，以及来源于自体组织的填充材料，如脂肪移植物、富血小板血浆等。不同的材料具有不同的特点，如何选择合适的材料来达到面部年轻化的目的呢？

非自体材料

　　常见的是可降解的材料，如玻尿酸，又称透明质酸（Hyaluronic Acid，HA），可以起到支撑皮肤和填充凹陷的作用，主要应用于中、重度皱纹（鼻唇沟、额纹等）填充，面部软组织塑形（鼻部、面中部、下颌、唇部）及手背软组织填充。大多数 HA 经过交联，成为一种不易被内源性酶所酶解的凝胶状聚合物，并且具有不同的颗粒大小、浓度、硬度、黏稠度、酶解时间、内聚性等，从而可以填充不同部位的组织。HA 的作用除了单纯的体积容量增加外，近年来的研究显示，还与稳定细胞外基质、刺激成纤维细胞产生胶原、刺激脂肪细胞产生反应或激活脂肪来源间充质干细胞等有关。

自体材料

最常见的当数自体脂肪了。自体脂肪移植是指通过抽取大腿外侧、下腹部及后腰部等部位的脂肪，经过静置、去除杂质、离心等处理，得到纯度较高的脂肪产品，填充于自身相应部位，如面部、乳房、臀部等。自体脂肪移植因脂肪细胞容易取材、操作简单、无排斥反应和可以长期生存等优点深受广大求美者青睐。

富血小板血浆（platelet rich plasma, PRP）是将全血进行体外离心得到的富含高浓度血小板及多种生长因子（如血小板源性生长因子、血管内皮细胞生长因子、成纤维细胞生长因子）的血浆。PRP 在整形美容领域常用于改善肤质，治疗痤疮，治疗脱发，治疗黑眼圈，以及辅助自体脂肪移植提高移植物的存活率等方面。

胶原蛋白，应该是大家最熟悉的，吃的食物、喝的保健饮料、涂抹的化妆品和面膜等，都有胶原蛋白成分。其实在皮肤中，胶原蛋白是真皮的主要结构成分，也是人体含量最丰富的蛋白质，它赋予皮肤一定的强度，并且有支撑作用。美容填充用的胶原蛋白最初是从牛组织中提取的，由于有着 20 多年的安全及有效记录，牛胶原已成为真皮充填剂的标准，其充填效果良好，特别是用于除皱时效果良好，得到广大患者及医师的认可。通常胶原蛋白填充只能保持 4 个月左右的效果，需反复充填。近年来，人源胶原蛋白制剂也得到越来越广泛的应用。

随着各种临床试验的开展，越来越多的新型填充材料经过了有效性和安全性的科学验证，相信未来能够有更多的填充材料应用于临床，永葆青春或许不再是一种奢望。

（郑少鸾　顾建英）

"抗衰王者"——玻尿酸

在当下火热的医美领域中，常年雄踞微整形榜首的治疗项目当数玻尿酸注射。而市面上的玻尿酸面膜、玻尿酸精华液、玻尿酸洗发水等洗护用品更是屡见不鲜，甚至连玻尿酸饮用水、玻尿酸营养口服液、玻尿酸胶囊也成了爱美人士的宠儿。那么，玻尿酸是什么？玻尿酸真的像万物甘霖一样如此神奇吗？玻尿酸真的能抗衰老吗？玻尿酸真的安全吗？

什么是玻尿酸？

玻尿酸又称透明质酸，是一种酸性黏多糖，是由 D- 葡糖醛酸及 N- 乙酰葡糖胺组成的高分子聚合物，分子量从 5 千 ~2 千万道尔不等。透明质酸具有多种重要的生理功能，如润滑关节，调节血管壁的通透性，调节蛋白质、水电解质扩散及运转，促进创伤愈合

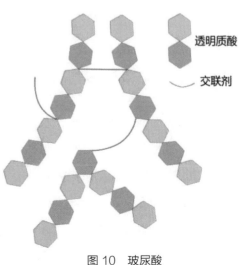

透明质酸

交联剂

图 10　玻尿酸

等。按照分子量的大小，玻尿酸可以分为大、中、小分子三种，分子量越大，玻尿酸的硬度也越大。

注射玻尿酸抗衰老的原理是什么？

玻尿酸也是真皮组织成分之一，交联透明质酸可以起到支撑皮肤的作用。整形外科医生将玻尿酸注射到皱纹、鼻梁等处，相当于往气球里吹气，可以支撑起原本凹陷的皮肤和组织，最终达到除皱和填充的作用。根据玻尿酸的特性，大分子的玻尿酸适合鼻根和下巴等处的填充，中分子玻尿酸适合额头、苹果肌的填充，小分子玻尿酸适合除细纹以及局部部位的精雕细琢。

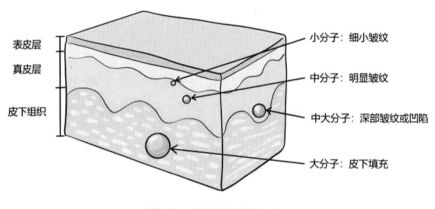

图 11　玻尿酸抗衰老原理

注射一次玻尿酸能维持多久？

由于玻尿酸本就存在于人体内，注射的玻尿酸会与细胞发生水合作用，之后被人体新陈代谢而慢慢自然流失，因此玻尿酸无法达到永久除皱的效果。玻尿酸的维持时间与分子量息息相关，分子量越大，维持时间越长。一般来说，大分子玻尿酸能维持 18~24 个月，中分子玻尿酸能维持 6~18 个月，而小分子玻尿酸一般只能维持 1~6 个月。

玻尿酸安全吗？

玻尿酸是人体的生理成分之一，玻尿酸与人体具有良好的相容性，并且能够被人体吸收代谢。因此，注射入人体的玻尿酸一般不会引起过敏等反应。从这个层面上说，玻尿酸是安全的。但是务必要到正规的医疗机构选择具有相关职业资质的医生进行操作，非正规机构或无相关资质人员会因缺乏规范的操作和无菌意识等导致求美者注射玻尿酸后出现皮肤发红、局部肿胀等症状，甚至由血管栓塞造成局部皮肤坏死、失明等严重并发症，从这个层面上说，玻尿酸注射操作必须严格而谨慎。一旦出现严重并发症，一定要及时到正规医院就医。

（郑少鸢　顾建英）

"人体黄金"——自体脂肪

现如今，很多人出现了"谈脂色变"的焦虑情绪，宁愿想方设法减脂，也不愿在寒风中拥抱自己的"游泳圈"肚腩，对脂肪存在许多误解。然而，在整形外科医生手中，脂肪也能"变废为宝"，成为一种医美填充材料。下面，我们来为你讲述"人体黄金"——自体脂肪的妙用。

何为自体脂肪移植？

脂肪移植迄今已有百年历史，自 20 世纪 70 年代脂肪抽吸术发明以来，脂肪移植迅速发展为最为广泛使用的整形美容技术之一。作为时下热门的微整形项目，自体脂肪移植已被应用到整形美容的多个领域。

出于对身材曲线的向往以及主观审美需求，许多爱美人士在控制饮食外加健身塑形仍无法达到既定目标的情况下，求助于整形外科，希望通过美容外科手术圆求美之梦，自体脂肪移植也因此深受广大求美者的追捧。

自体脂肪移植，是指通过抽取大腿外侧、下腹部及后腰部等部位的脂肪，经过静置、去除杂质、高速离心等处理，得到纯度较高的脂肪产品，包括大颗粒脂肪（macrofat）、小颗粒脂肪（microfat）、纳米脂肪（nanofat）、SVF脂肪胶（SVF-Gel）等，填充于自身相应部位，如面部、乳房、臀部等。

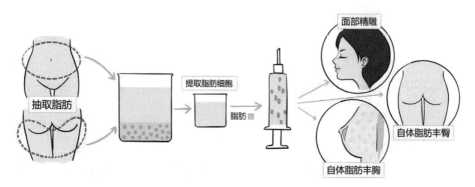

图12 自体脂肪移植过程

自体脂肪移植全过程

始发站：大腿外侧、下腹部及后腰部等部位。在人体中，大腿外侧、下腹部及后腰部的脂蛋白酶活性较高（脂蛋白酶活性越高，越有利于脂肪移植后的成活），同时这些部位脂肪含量丰富，适合作为脂肪移植供区。当然，脂肪移植成功率与吸脂、脂肪纯化及脂肪移植的技术密切相关。

脂肪的加工过程：脂肪被抽吸出来，就可以马上移植了吗？不！此时抽吸的脂肪中含有破碎的脂滴、血液及水分，必须经过科学的处理。首先是静置。根据脂肪与液体比重不同形成分层，上层为脂滴，中间层为颗粒脂肪，下层为液体混合物，只选用中间层黄色颗粒饱满的脂肪组织用于后续移植。也可以通过离心，将杂质与脂肪加以区分。一般来说，选择适当转速，使所得脂肪纯度适宜，同时具有较好活性，注射时也更为均匀。

终点站：面部、臀部及乳房等部位。提纯后的脂肪，由注射器进行单点小剂量、多隧道、多层次注射填充。移植后初期，脂肪颗粒由周围血液和组织液提供营养。之后，新生血管长入，约3个月后脂肪颗粒便可长期稳定存活，存活率达到30%~70%，其余脂肪会被人体吸收代谢。

自体脂肪移植有哪些神奇的功效呢？

（1）面部精雕，重塑面部轮廓。将自体脂肪填充到面部需要改善的部位，如太阳穴、额头、苹果肌、鼻根和泪沟等，能够改善面部扁平，增加面部轮廓立体感。

（2）填平皱纹凹陷，改善皮肤质地。补充软组织容量不足，改善肌肉面部下垂，减轻静态性皱纹，使面部恢复饱满圆润；同时可以刺激胶原蛋白生成，保持皮肤弹性，达到面部年轻化的效果。

（3）修复萎缩性瘢痕。萎缩性瘢痕通常由手术、外伤或痤疮等导致，可通过局部松解加上自体脂肪充填来改善瘢痕。自体脂肪移植具有操作简便、即刻明显改善组织粘连和凹陷、不增加新的瘢痕等优点。

（4）自体脂肪隆胸。以自体脂肪作为隆乳材料，通过填充的方法移植注射于乳房皮下组织使乳房隆起，增加形体美感。

（5）自体脂肪丰臀。脂肪移植后的臀部会更加立体，能够有效改善臀部扁平、下垂带来的身体曲线困扰。

（郑少鸢　顾建英）

激光美容——保持面部年轻美丽的神奇之光

随着年龄的增长，岁月的痕迹会一点点写在脸上。面部皮肤胶原和弹力纤维逐渐减少，皮肤变薄；皮下深层脂肪、面部骨骼逐渐萎缩；外加上重力的作用，面部组织逐渐干瘪下垂；色素代谢的能力下降，斑斑点点逐渐出现在脸上。那么，如何通过无创而方便的手段来达到岁月无痕呢？激光美容，堪称是美容领域的重大发现之一。

激光（LASER），指的是受激辐射方式释放的光，简单来说是一种作用精准、辐射时扩散度很低的光。比如我们治疗色斑时，合适的激光选择可以针对性地作用在真皮层的黑色素，而不会损伤我们的血红蛋白、毛细血管等其他组织器官，即"指哪打哪"。

近年来，随着人们经济水平的提高，思想观念的转变，激光美容及后来衍生的一系列光电治疗项目，由于创伤小，恢复快，效果优，价格适中，成了面部年轻化领域的热门治疗项目。下面，我们就来详细解密各种针对面部衰老问题的激光美容治疗方法。

面部色素性病变

随着年龄的增加，人体新陈代谢能力进一步下降。紫外线的照射，压力、睡眠不足等不良生活习惯，以及本身组织细胞的衰老、溶解死亡等所致的黑色素变得难以代谢，沉积在表皮和（或）真皮层，也就形成了面部的色斑，常见的有雀斑、黄褐斑、老年斑等。对于这些色斑，常用强脉冲光（IPL）、低强度激光（LLL）、波长755 毫微米或 694 毫微米调 Q 激光、波长 1064 毫微米 Nd∶YAG 激光和 2940 毫微米 Er∶YAG 点阵激光等进行治疗。这些激光可以针对性作用在真皮层的黑色素，并进行击碎，起到良好的祛斑亮白作用。

面部毛细血管扩张

日常生活中我们所说的面部皮肤泛红、红血丝，近看肉眼可见线状、星状的红色线条，这就是面部的毛细血管扩张，影响面部美观。面部的祛红治疗，可以选用 IPL、波长 595 毫微米脉冲染料激光（PDL）、LP1064 毫微米长脉宽固体 Nd∶YAG 激光，也可以选用光动力治疗（PDT）。这些激光都可以特异性作用在毛细血管中的血红蛋白，使其受热变性，导致毛细血管的损伤闭塞，也就消除了红血丝。

面部毛孔粗大、质地粗糙

当皮肤的老旧角质越积越多，就会使得皮肤粗糙变厚；同时，真皮层透明质酸、弹性纤维、胶原纤维的丧失，面部皮脂腺油脂分泌失调，最终都会导致毛孔粗大、肤质粗糙。改善肤质我们可以选用 2940 毫微米 Er∶YAG、CO_2 点阵激光、NIR 牛奶光、IPL，也可以考虑 1320 毫微米、1440 毫微米、1927 毫微米波长的一系列非剥脱性的点阵激光。这些激光可以作用在真皮中层或中深层，促进深层的胶原纤维修复再生，加快面部血液循环，达到改善肤质肤色的作用。

面部皱纹

我们平时说的细纹、干纹、川字纹、木偶纹等都是面部皱纹。

对于动态皱纹我们大多可以使用肉毒素进行治疗，而对于静态皱纹，激光可以起到收紧面部皮肤的作用。波长1064毫微米的蜂巢皮秒激光、波长1064毫微米的半导体激光、Er：YAG激光、铒激光等都可以促进真皮层和SMAS层增厚，使胶原蛋白含量上升，紧致皮肤，减少皱纹。另外，如果患者愿意接受一定的恢复期，依从性较好，也可以考虑使用剥脱性点阵激光进行治疗。

面部皮下组织萎缩、皮肤松弛

除了面部软组织容量的减少，衰老所伴随的问题还有面部软组织的移位下垂，二者共同形成了面部皮肤的松垂，导致了老态的面容。目前激光针对面部皮肤松弛主要使用 CO_2 点阵激光、铒激光等。随着科技的进步，热玛吉、热拉提等越来越多的光电治疗技术也逐渐应用于这一领域。热玛吉和热拉提都属于高强度聚焦式射频技术，它们作用于面部软组织的不同层次，从而刺激皮肤中胶原蛋白和弹性纤维的收紧和再生，实现皮肤紧致和抗衰的效果。

光子嫩肤是什么？

我们可以在各类自媒体平台的宣传中听到"光子嫩肤"这个名词，还有IPL、OPT、AOPT、DPL、BBL……那么，什么是光子嫩肤呢？其实，市面上常见的IPL、OPT、AOPL、DPL、BBL等都属于光子嫩肤的范围。光子嫩肤是一种强脉冲光，其治疗功效广泛，可以较为综合地达到祛斑美白、淡化细纹的效果，解决红血丝、面部潮红、肤色不均等面部皮肤老化问题。

（郑少鸢　顾建英）

No. 1656804

处方笺

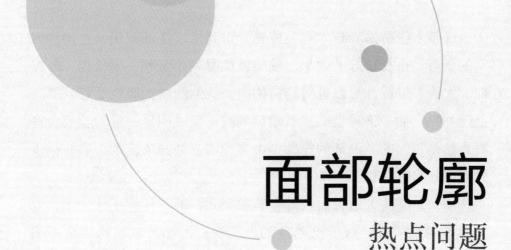

面部轮廓
热点问题

医师：＿＿＿＿＿＿＿＿＿＿＿

临床名医的心血之作……

脸大的烦恼

面部吸脂适合哪些求美者？

近年来脂肪抽吸技术愈发成熟，得到了广泛的使用，并得到大家的认可，也有很好的效果。抽脂就能得到小蛮腰、大长腿，腰腹部、大腿、手臂都可以进行脂肪抽吸。既然脂肪抽吸这么好，那脸上能抽吗？抽一下我也能从五角形的脸，变成明星一样的脸吗？答案当然是否定的。面部的轮廓是由多种因素共同决定的，脂肪抽吸只能部分解决面部软组织的问题，并不能从根本上改变脸型。

那么，哪些人适合做面部脂肪抽吸呢？面部轮廓不够清晰，要求改善的求美者；双下巴明显的求美者；面部骨性结构突出不明显，软组织较多的求美者；双侧面颊较宽的求美者，都适合做面部脂肪抽吸。

这里要提醒一下，面部脂肪较少，抽吸只能对特定部位的问题略作改善，且面部血管神经等重要结构较多，抽吸需谨慎，要到专业的医院进行。

（陈诚　亓发芝）

颧骨颧弓缩小术是什么？

常常有求美者对我们说："医生，我的颧骨太高了，我要改一改。"在医学上这类要求是可以满足的。

颧骨颧弓是面部的骨骼结构，且颧部的肌肉及软组织较少，所以颧部修整的目标就是骨骼。面部骨性结构的调整只能通过手术截骨来实现，就是常说的"颧骨颧弓缩小术"。手术可以从面部、头部、口腔内做切口，通常我们选择从口腔内操作，术后的瘢痕在口腔内，一般是看不见的。手术中需要将颧骨及颧弓截断，如果需要可以去除一部分骨质，再将颧骨颧弓内推、固定。

是不是听起来非常简单？其实上面提到的这些，只是颧骨颧弓截骨缩小术最基本、最简要的内容。此类手术难度较大，需要全身麻醉，术中涉及的组织结构较多，创伤也不小，需要医生具有丰富的经验，是一类专业性极强的手术。而且手术后的恢复期也会长一些，有部分求美者手术后头部会肿得非常

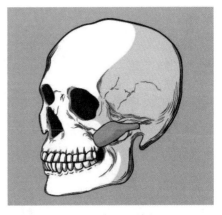

图 13　颅骨示意图

大，不要怕，这是正常过程，一般完全恢复需要 3~6 个月。顺便提一句，刚做完手术后几天内不能吃硬的东西，只能吃软点的食物或喝汤，进食后要进行口腔护理，用漱口水漱口。

这类手术虽然创伤较大，但已经经过长时间地改进，成为十分成熟的手术方式，并且术后效果显著，可以从根本上改变面部的轮廓，疗效稳定，不反弹，是面部骨性结构整复的理想方式之一。

（陈诚　亓发芝）

下颌角肥大怎么办?

"医生,我脸大!"这是我们所接触的求美者们最大的困扰,但常常他们所谓的"脸大"并不是真的整个脸都大,而是下颌角肥大。关于下颌角的缩小,跟之前一样,要从结构上进行分析。下颌角有骨性结构,也有发达的肌肉,同时存在软组织结构。我们可以使用截骨术处理骨性结构的异常突出,也可以使用药物减小肌肉的体积,运用抽吸技术去除部分软组织也是可行的,由此我们发现三种结构都可以做减法,这就需要根据肥大程度以及创伤等进行评判、选择。

减少骨性结构需要进行下颌角截骨,下颌角截骨术需要全麻进行,通常从口内切口入路,截除术前设计范围的宽大下颌骨,也可进行磨削。与前文提到的颧骨颧弓截骨术类似,下颌角截骨术术后需要包扎,口腔内会有引流管,饮食不便,进食后要进行口腔护理,用漱口水漱口;且面部会肿胀一段时间,术后 3~6 个月可完全恢复。

那么,肌肉组织的减量用什么办法呢?我们知道肌肉可以通过锻炼来增加体积,反之也可以通过静止不用来达到减小肌肉体积的目的,比如长期卧床的人,下肢的肌肉会萎缩。下颌角部的肌肉为咬肌,如果你可以做到 1 年不张嘴,不咬东西的话,那恭喜你,你一定可以在不借助任何医学手段的情况下，获得完美的瘦脸效果。不过这肯定是不可能实现的，但随着医学的发展，我们也能获得同样的效果。这就要使用传说中的"瘦脸针"——肉毒素。肉毒素可以阻止部分肌肉活动，从而达到静止不动的效果，缓慢减小肌肉的体积。其使用方法是进行肌肉内注射，操作简便，损伤小，疼痛轻，恢复快。肉毒素注射后肌肉的减小是缓慢的，且肉毒素的疗效有时限，一般6个月后需要再次注射，逐步获得满意的效果。另外，请大家放心，肉毒素的注射剂量是安全的，肌肉功能的减弱是部分的，不会出现不能咬东西的情况。

肌肉的外面还有软组织，软组织的去除一般采用脂肪抽吸的方式，但需要注意的是，下颌角处的软组织并不多，而且由于下颌角骨骼以及肌肉的体积占比非常大，在没有处理以上两种结构的情况下，仅凭脂肪抽吸无法获得明显的改善，所以单纯下颌角处脂肪抽吸适用于下颌角骨性及肌肉结构的肥大效果并不明显，仅需略有改善的求美者。

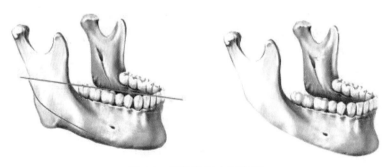

图 14　下颌角肥大示意图

下颌角肥大的改善可以通过多种方式进行，但每个人下颌角三种结构的情况各不相同，而且治疗的风险、创伤大小也不同，因此求美者需要根据自身情况，结合专业医生的诊断，选择最适合自己的方式来进行。

（陈诚　亓发芝）

"面相"能改吗？

颞部凹陷怎么办？

有部分求美者的颧弓过高，并不是真的颧弓高，而是颞部凹陷造成的。颞部就是我们常说的"太阳穴"。颞部位于颧弓的上方，颞部的凹陷，会导致颧弓显得相对突出，造成视觉上的错觉，而颧弓降低的手术需要截骨，创伤较大，这时我们就可以选择颞部凹陷矫正的方式来改善面部整体的情况。

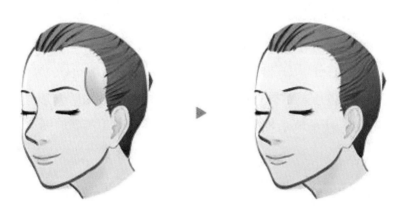

图 15　颞部凹陷

颞部最深面的结构也是骨骼，但此处骨骼相对于周围的骨骼来说较低，是个凹陷，骨骼外是肌肉组织，肌肉外是软组织结构，并且存在较粗较重要的血管神经。要解决凹陷的问题，就需要增加组织的量：骨骼、肌肉组织和软组织。骨性结构的增加可以用手术的方式，在骨骼上植入人工材料；那么肌肉组织的增加用什么办法呢？当然是锻炼啦！像健美运动员那样，反复锻炼让颞部的肌肉发达起来，从而改善颞部凹陷。其实这只是个玩笑，面部肌肉的锻炼非常难做到，而且几乎无法增加肌肉的组织量。另外就是软组织，可以用人工材料或者自体组织进行充填。以上几种方式中，骨骼的充填需要全麻手术，创伤较大，一般不推荐，肌肉的充填已经排除，所以最常用、最安全的方式就是颞部皮下软组织的充填。

软组织的充填一般使用注射的方式，这种方法创伤小、效果好，是较理想的方式。可以使用透明质酸等人工材料，也可以使用自体脂肪等自体组织，两种材料各有优缺点。

自体组织填充最常用自体脂肪，先在大腿、腹部等脂肪丰富的部位抽取脂肪，经处理后，再将脂肪注射到颞部。其优点是注射物为自体组织，排异、过敏等风险小，组织存活后效果持久。缺点是需要获取自体组织，对取材部位有一定损伤。脂肪组织会部分吸收，一般需要进行补充注射。

人工材料注射的优点在于无需获取自体组织，无取材时的疼痛和损伤。缺点在于人工材料不是自身组织，会出现过敏、异物反应等情况，且大部分人工材料都是会吸收的，一段时间后会逐渐消失。

软组织注射充填术损伤小，效果好，一般局麻手术即可，疼痛轻。另外，之前已经提到，颞部软组织中有较重要的血管神经，术中需严格按照手术规范操作。

（陈诚　亓发芝）

"天庭饱满"，你也可以

古人常常用"天庭饱满，地阁方圆"来形容人面善、有福气，而"天庭"一般就是指额头，"天庭饱满"就是额头突出丰盈。如果我们额头不够高，可以改善吗？答案是肯定的。

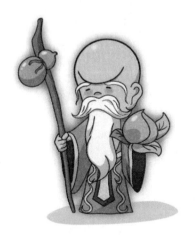

图 16　天庭饱满

额头也就是医学上的额部，它的高低、丰盈与否同样是由骨骼、肌肉、皮下组织综合决定的。对于隆额，我们常用的方法是额部脂肪填充。为什么要选择脂肪，而不是其他材料呢？原因是额部面积大、骨性支撑强，异体材料使用量较大，并且可能出现局部凹凸不平的现象，而脂肪是自身的组织，质地柔软，充填后较平整且有弹性。额部脂肪充填是在大腿、腹部等脂肪丰富的部位抽取脂肪，经处理后，用注射针在额部皮下进行充填。一般注射的进针点可以选择在发际线，恢复后几乎看不出来，注射的量因人而异，同所有脂肪填充一样，脂肪会有一部分吸收，可能需要二次填充，并且术后几天会有局部肿胀。需要注意的是，脂肪虽好，请不要贪多，相信不会有人会希望自己拥有和寿星一样的额头吧。

（陈诚　亓发芝）

怎样拥有完美的"下颌线"？

　　医学上所说的"下颌"并不是我们通常理解的"下颌"，大家一般认为下颌就是下巴，而在医学上称为"颏部"。颏部位于面部的最下方，同时也向前突出，是面部美学定位的关键结构之一。那么，什么样的下巴才好看呢？这就要提到 Ricketts 审美平面，从侧面看，鼻尖到下巴连一条直线，上下唇应位于直线的后方，下唇几乎与直线相交，这样为理想的面型。因此，在鼻尖与唇部固定的情况下，我们可以推算出理想颏部的大概位置。

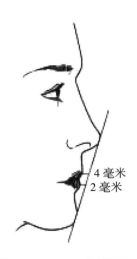

4 毫米
2 毫米

图 17　Ricketts 审美平面

颏部有前突、后缩、歪斜、过长等问题。我们先了解一下颏部的结构：骨骼是决定颏部形态的决定性因素；颏部存在肌肉组织，但所占体积较小，且体积增加不易；颏部软组织较丰富，可用于小范围的调整。

颏部的各种问题，都可以通过手术截骨来解决，手术方法繁多，极其专业，对于手术名称非专业人士听都听不懂，相信大家也没兴趣，这里仅列举几个：水平截骨滑行前徙术、间置增高截骨术、斜行跳跃式截骨颏成形术等。经过前面的一些介绍，大家大概了解了各类截骨术，它们的共同点是手术创伤较大、恢复时间长，但由于颏部问题的决定性因素就是骨骼结构的异常，所以截骨术常常是严重畸形的首选方案。

而当颏部短小时，可选用的方式就丰富了，可以选择假体植入增加骨性支撑或者软组织填充增加体积等方法。颏部的假体植入一般从口内切口入路，将人工材料植入颏部骨骼表面，并固定。软组织充填可使用注射用人工材料或者自体脂肪。需要注意的是，假体或软组织的充填只能起到改善颏部短小的问题，严重的下颌后缩并不适用，仍需要行截骨手术治疗。

（陈诚　亓发芝）

面部畸形怎么办？

"狼咽"是什么？

大家可能听说过"兔唇"，是一种先天性畸形，学名"唇裂"，也有相当一部分的唇裂伴随着腭裂，就是俗话说的"狼咽"。腭裂是一种由多种因素造成的先天性疾病，其发病率约为万分之八，表现为上颌部骨质、肌肉、黏膜的裂开，患者的吸吮、吞咽、语言、听力等功能会受到很大程度的影响，是一类较严重的先天畸形。

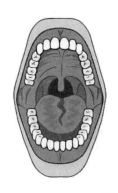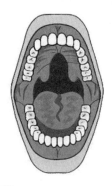

图 18　腭裂示意图

我们张开嘴，如果口腔上壁（俗称"天花板"）上有裂隙，就要高度怀疑是这种疾病，需要及早诊断治疗。治疗的最主要目的并不是恢复外观，而是恢复语言功能，但由于严重程度的不同，治疗的效果也因人而异，最严重的畸形往往得不到完全的修复。

　　腭裂的治疗是一系列综合治疗，手术前根据情况需要进行正畸治疗，然后是最关键的手术治疗，之后还要进行功能训练，并坚持很长一段时间。治疗目的是修复腭部的解剖形态、获得良好的腭咽闭合功能。手术的时机方面，有人主张 8~18 个月龄进行，也有人主张 5~6 岁进行，各有优缺点，要根据病患情况决定。

　　腭裂是一种先天性畸形，对功能影响较大，治疗较复杂，专业性极强，建议求助专科医生，早发现，早治疗。

（陈诚　亓发芝）

常见的颅面畸形有哪些，怎么治？

在日常生活中，我们遇到的颅面畸形其实并不多，但根据文献统计发生率在 0.02%~0.05% 之间，其分类方法较多，常分为颅缝早闭、颅面裂、颅骨发育不全、眶眼畸形、创伤肿瘤性颅面畸形等。

下面选择一些常见的类型做简要介绍。

（1）颅缝早闭症，顾名思义是颅骨间的缝隙过早闭合，导致颅骨发育异常造成的畸形，有舟状头、短头、三角头、斜头畸形等。表现为头颅的外形异常，需要进行手术治疗，手术应及早进行，6~8 月龄较为适合，建议 12 月龄前完成手术。

（2）眶距增宽症是指两眼眶间骨性距离过度增宽的一种疾病，可以出现在许多类型的颅面畸形中，以两侧眶内侧壁泪嵴点间的距离——内眶距为测量参考，内眶距过大即可诊断为眶距增宽症。这类畸形的治疗方法是手术治疗，手术建议尽早完成，一般来说 5~6 岁时为手术最佳时机。

还有各类综合征，如 Crouzon 综合征、Apert 综合征、Turner 综合征、Down 综合征等，都有全身多种畸形并发的特点。

除了外伤以及肿瘤造成的畸形，颅面畸形往往都是先天性的，常常在婴儿时期就发病，严重影响发育，并可能伴随着多种并发症，因此处理难度较大，专业性极强，多数需要通过手术治疗才能改善，我们建议大家早发现、早就医、早治疗。

关于面部轮廓整形，我们总结一下，面部轮廓由骨骼、肌肉、软组织共同作用，不同部位的修整需要根据解剖结构的不同，选择不同的方式，体积的增加或减少都可以通过医学的专业手段达成，如骨性结构的植入或截除、软组织的抽吸或填充、肌肉的药物减小等。不同的方法有不同的风险与收益，求美者应与专业的医生进行充分沟通，选择适合自己的方式，这是为了自己也为了家人，正所谓"道路千万条，安全第一条，手术不规范，亲人两行泪"。

（陈诚　亓发芝）

处方笺

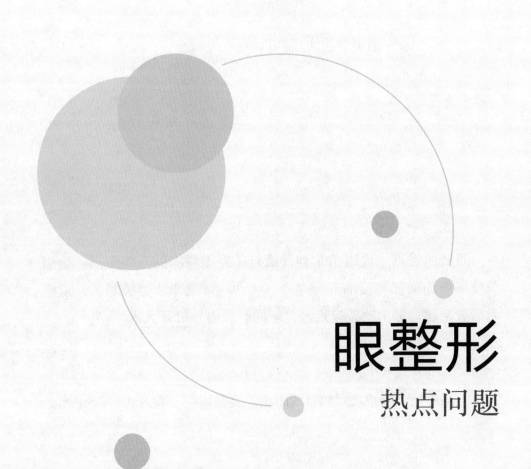

眼整形
热点问题

医师：＿＿＿＿＿＿＿＿

临床名医的心血之作……

谈谈"双眼皮"

什么样的眼睛算美?

睑裂长度

眼睛内眦点(内眼角)到外眦点(外眼角)的直线距离。睑裂长度一般为面部宽度的五分之一,为30~34毫米。睑裂越长,重睑术后效果越自然。睑裂较短者,可同时做内外眦开大术。

睑裂宽度

上眼睑到下眼睑之间的直线距离。睑裂宽度一般为10~12.5毫米。

双眼间距

双眼间距等于或稍大于一个眼长最好看,为30~40毫米。眼距较宽、较窄都会影响重睑术后效果。

眼球凸度

眼球的凸度通常在12~14毫米。眼球过凸常见的原因有近视眼、甲亢、遗传,这时做重睑术需要眼部填充。眼球凹陷于眉骨,比较像西方人,重睑宽度宜大于8毫米;眼球与眉骨平齐,大部分亚洲人是这种情况，重睑宽度宜为 6~8 毫米；眼球凸出于眉骨，重睑宽度宜小于 6 毫米。

眉眼间距

眉眼间距一般在 22 毫米较好。眉眼距离过短，可以通过提眉拉长距离；眉眼距离过宽，可以加宽双眼皮来改善。

双眼皮宽度

双眼皮宽度要与面部协调，太宽显得假，太窄效果又不明显，具体要根据自己的脸型、眉形、眼裂长短、形象气质选择合适宽度的双眼皮。

眼睑皮肤

双眼皮术后效果与眼睑皮肤弹性、脂肪含量有关。弹性好、脂肪少，则恢复好、效果自然；皮肤过于松弛，效果可能不理想；脂肪多，术中应适量去除。

（潘昱妍　顾建英）

小小的眼睛，大大的疑惑

双眼皮是怎么形成的？

双眼皮，在医学上又称为重睑。关于双眼皮的形成，有几种不同的学说。在经典认知中，其形成是由于提上睑肌腱膜部分纤维向前穿过眼轮匝肌，附着在睑板前皮肤下，提上睑肌收缩，牵拉皮肤向内，附着处以上皮肤向下反折，从而形成重睑。当终末纤维没有到达皮肤时就会形成单眼皮。单眼皮眶隔内的脂肪比较丰富，由于大部分上睑皮肤没有纤维的阻挡，上睑脂肪可以毫无阻拦地向睑缘

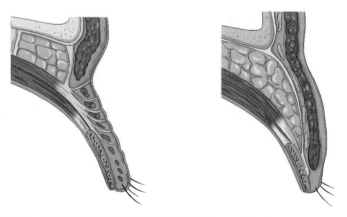

图 19　双眼皮形成机理经典认识（左图为双眼皮，右图为单眼皮）

沉降，因此单眼皮的皮肤很光滑，而且显得很厚很饱满。

另外也有学者提出中国人重睑形成的解剖多因素学说，认为中国人重睑线（即双眼皮褶皱）以下皮肤菲薄，眼轮匝肌分布较少，而重睑线以上皮肤和眼轮匝肌较厚，其形态和位置相对固定。睁眼时，上下的质地差异导致其交界处受到剪切力，进而使皮肤堆叠成皱褶，形成双眼皮。若眶隔脂肪悬垂于睑板前，则会阻碍重睑线的形成，呈现为单眼皮。

要想拥有稳定、迷人的双眼皮，有什么方法呢？

双眼皮手术，在医学上称为"重睑成形术"，主要分为切开法和非切开法两类。切开法可以分为全长切开法、小切口切开法；非切开法可以分为埋线法等。

双眼皮神器可靠吗？

纵观网络上火爆的双眼皮神器，比如双眼皮贴、锻炼器、撕拉双眼皮霜等，都是通过物理的方法对上睑的皮肤进行粘连挤压，这样睁眼时就形成了一道皱褶。然而，从解剖角度来看，并没有解决双眼皮的核心问题，可谓是"治标不治本"，这样不可能形成一个稳定长久的双眼皮形态。就算出现类似双眼皮的迹象，也是因为人体的皮肤具有一定的记忆和弹性功能，或许能够暂时形成所谓的双眼皮，但很快就会恢复原样；或者是长期的使用造成眼皮松垮下垂而形成的一道道皱褶，并不是实际意义上的双眼皮。

（潘昱妍　顾建英）

如何挑选适合你的双眼皮？

怎样才能拥有一对迷人的双眼皮呢？在踏上变美之路前，让我们先来审视一下，自己的眼睛长什么样？

亚洲人的眼睑形态主要分为以下六种类型。

（1）单眼皮。

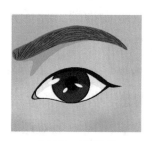

图20　单眼皮

（2）宽度窄的双眼皮，通常所说的"内双"。

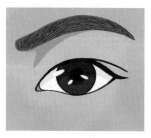

图21　内双

（3）infold 型，重睑线低于内眦赘皮。

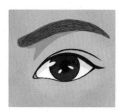

图 22　infold 型

（4）onfold 型，重睑线刚好落在内眦赘皮。

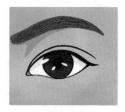

图 23　onfold 型

（5）outfold 型，重睑线高于内眦赘皮中的有内眦赘皮。

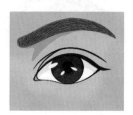

图 24　有内眦赘皮型

（6）outfold 型，重睑线高于内眦赘皮中的无内眦赘皮。

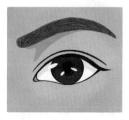

图 25　无内眦赘皮型

如何挑选适合自己的双眼皮呢?

（1）开扇型。特点是上睑皮肤皱褶自内向
外逐渐由窄变宽，内眼角（内眦）处皱褶与眼
睑边缘几乎重叠，是东方女性最常见的类型。

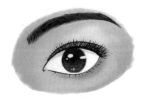

图 26　开扇型

（2）平扇型。特点是扇形和平行型的结
合，先平后扇。

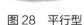

图 27　平扇型

（3）平行型。特点是双眼皮与上眼睑睑缘基本平行，内外宽度
基本一致。

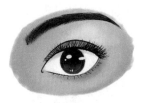

图 28　平行型

（4）新月型。特点是重睑线内外侧较低，中间较宽，形似弯月。

图 29　新月型

（5）欧式型。特点是双眼皮宽而夸张，内
侧宽外侧略窄，西方女性比较多见。

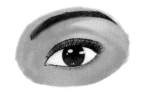

图 30　欧式型

在面诊时，很多求美者会一知半解地问："我到底适合几毫米的双眼皮？"整形外科医生说的几毫米，到底量的是什么呢？他指的是闭眼时双眼皮设计线到上眼睑边缘的距离（下图a），可不是我们睁眼时双眼皮的实际宽度（下图b）哦。

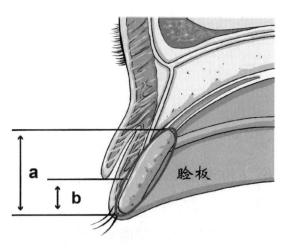

图31　选择合适的双眼皮宽度

在临床上，通常会设计宽度为6~8毫米的双眼皮，大多数求美者都乐于接受这种宽度，也是整形外科医生推荐给大多数人的宽度。但是，经常有些爱美的人为了追求"混血感"，想拥有西方人深邃的大眼睛，点名要求做"欧式大双"，殊不知最终却变成了"外星人"，让人哭笑不得。可见开双眼皮切忌贪多！不要想着花一样的钱，效果越夸张越好，适合自己的才是最好的！一定要根据自己的脸型、眉型、眼裂长短、形象气质等加以选择。

（潘昱妍　顾建英）

怎样选择适合自己的手术方式？

双眼皮手术，即重睑成形术，根据手术方法的不同，主要分为切开法和非切开法两类。切开法可以分为全长切开法、小切口切开法；非切开法可以分为埋线法、缝线法、热凝法等。各种术式各有利弊，适合不同类型的求美者。目前的常用术式主要是以下几种。

（1）全长切开法是目前适用范围最广的手术方法，并有诸多改良术式，主要适于上睑下垂、上睑皮肤松弛、上睑眼轮匝肌肥厚和眶隔脂肪较多（肿泡眼）者。具体操作方法是在上睑做全长切口，适量切除上睑松弛皮肤、部分眼轮匝肌，释放多余眶隔脂肪，缝合睑板、上

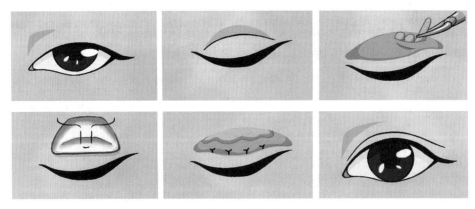

图32　全长切开法

睑提肌腱膜、眼轮匝肌和皮肤。这种术式适合绝大部分单睑者，操作步骤清晰明确，重睑稳定持久。但操作复杂，对术者要求较高，术后肿胀程度较重，恢复较慢，术后上睑皮肤有无法避免的切口瘢痕。

（2）小切口切开法是在重睑线上选取一到数个小切口，在减小创伤的同时达到与全长切开法近乎相同的手术效果，适合于无明显上睑皮肤松弛和上睑臃肿，或是本身已有重睑但不太明显且要求加深重睑线者。

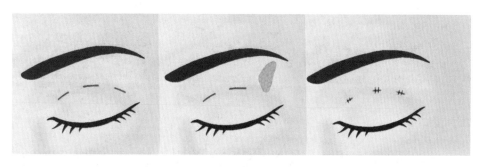

图 33　小切口切开法

（3）埋线法是指通过缝合的方式，把缝线埋在皮肤及睑板之间，使上睑皮肤与睑板发生粘连，形成重睑的一种手术。埋线双眼皮手术操作简便，创伤小，不留疤痕，消肿快，不需拆线，适用于眼部皮肤薄，上睑紧致，提肌力量正常的年轻人，但不能永久成型。

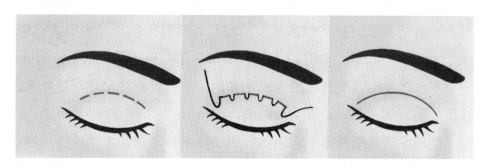

图 34　埋线法

（4）缝线法是由结膜面 U 形褥式缝线贯穿睑板上缘睑组织，将皮肤、上睑提肌腱膜、睑板结扎粘连后形成重睑。这种术式无需在皮肤上切口，操作简便，无皮下线结，但术后需拆线。由于上睑组织全层被缝线结扎，术后肿胀明显，恢复较慢，上睑组织较厚者重睑线可能消失。仅适合上睑较薄、皮下脂肪较少、上睑皮肤无松弛者。

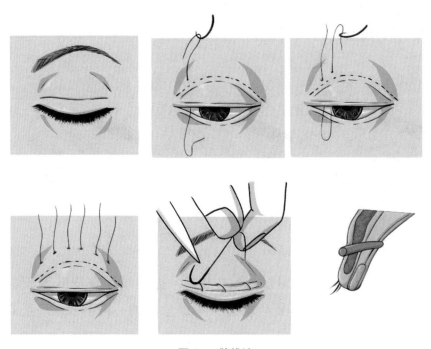

图 35　缝线法

由于审美的差异性和多样性，整形医生和求美者对手术效果常有不一致的看法。就多数人和多数整形外科医生的标准来看，双眼皮手术效果不满意主要有以下几种表现：①重睑明显不对称；②上睑下垂；③重睑线变浅或消失；④多重睑，或重睑线出现明显分叉；⑤重睑不自然、僵硬；⑥明显瘢痕。

造成术后重睑外形不满意的原因主要是：①重睑术式选择不当；②术中操作不当损伤重要结构；③医生与求美者存在审美差异。对于因重睑术式选择不当而导致的重睑线变浅、消失等，可以经正规医疗机构的整形外科医生重新选择术式行重睑术，大多数需行切开法修复。对于术后重睑外形不自然、不对称、肉条感、瘢痕明显，如果残留组织充分，经重新手术尚可达到较好的效果。若因术中操作不当损伤重要结构而导致上睑下垂、睑外翻、泪腺切除等影响正常功能，造成严重并发症的情况，则修复难度较大，较难恢复到令人满意的程度。对于医生与求美者之间的审美差异，建议求美者应保持健康的心态，不盲目追求流行，不盲从明星效应，在术前与医生充分沟通，互相了解双方的审美，针对求美者自身特点选择合适的手术方案，对预期的手术效果达成一致后再行手术。

双眼皮手术虽小，但对于术者的要求很高，专科医生需要在正规医院经过长时间的专业训练。建议广大求美者选择正规医疗机构就诊，找有资质的正规整形外科医生进行手术，对自己的美丽与健康负责，保障自己的权益，安心变美，自信生活。

（潘昱妍　顾建英）

如何跟双眼皮术后的肉条说再见?

许多求美者双眼皮手术后会有一个疑问:"为什么我的双眼皮会有肉条?"

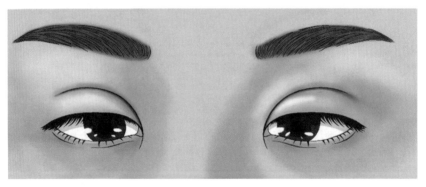

图 36　双眼皮术后肉条

造成双眼皮术后肉条的原因,最常见的就是术后水肿,这是由上睑局部代谢循环障碍导致,多见于术后恢复期。术前越是肿泡眼,眼皮越厚重的人,术后的恢复期越长,消肿越慢,肉条消失得相对也就越慢。一般人 3~6 个月可以完全消肿。另外,重睑线以下的组织没有经过妥善的处理或切除,存在多余的皮肤、多余的眼轮匝肌、下垂反折的眶隔及脂肪、外侧眼尾脱垂的泪腺,重睑线以下的组织处理过于保守，都可能造成重睑线以下组织的臃肿，形成肉条。此外，还有可能是手术中重睑线以下的组织切除过多，睑板前损伤严重，造成瘢痕增生。

如果出现了"肉条"，那怎么办呢？这时候我们就要区分一下"真假肉条"。"假性肉条"往往是因为我们刚刚所说的水肿恢复期，如果遇到这样的情况，不用担心，恢复期过了就好了，无非就是消肿快慢的差别，没必要太在意。而"真性肉条"是绝对增厚，最常见的是疤痕型肉条，最方便的判断方法是术后3个月以上观察双眼，如"肉条"明显、持续肿胀，那可能就是真性肉条了。如果想追求更自然的效果，可能就需要再次手术。

（潘昱妍　顾建英）

拯救眼型不完美

开眼角——为眼睛打开"窗"，让双眼迸发光彩

拉完双眼皮之后是不是一劳永逸了呢？还有一点值得关注，那就是内眦赘皮。内眦赘皮是指在内眦角前方的一片垂直的皮肤皱襞。

内眦赘皮常见于亚洲人以及唐氏综合征、睑裂狭小综合征患者。可以分为四型：眉型、睑型、睑板型、倒向型。

中国人内眦赘皮的发生率大约为50%。中重度内眦赘皮会让人看起来没有精神，严重的甚至会导致眼裂小、眼距宽以及视野遮挡等。

什么是理想的眼睑呢？内眦间距为3~3.6厘米，内眦间距与睑裂水平长度之比为0.9~1.15，睑裂倾斜度为5~10度，无内眦赘皮。

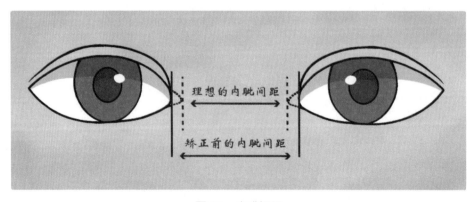

图 37　内眦间距

我们常说的"开眼角"就是内眦成形术，是指通过手术的方式去除内眦赘皮，建立新的内眦点，实现眼裂的延长。

内眦赘皮的存在会使形成的双眼皮褶线在内眼角位置被遮挡甚至完全消失，从而影响重睑术的效果。因此，中重度内眦赘皮患者要做重睑手术的话，建议同时开内眼角，它能顿时为眼睛打开"窗"，让你的双眼迸发光彩！

（潘昱妍　顾建英）

天天"犯困"不一定是真的困，
也有可能是上睑下垂

　　如果你天天像"犯困"一样睁不开双眼，那么有可能是上睑下垂，即使做了重睑术，双眼依然会缺少神采，快对照下图自查一下吧！

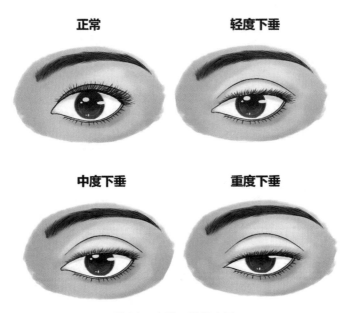

图 38　上睑下垂示意图

　　上睑下垂是指当平视前方时，上眼睑部分或完全下垂，不同程度遮住瞳孔，一般标准为上睑边缘遮住角膜上缘超过 2 毫米。

正常的眼睑会遮盖黑眼珠 2 毫米以内。用拇指用力按住求美者的额部，阻断额肌的提上睑作用，嘱尽量向下和向上看，用尺测量上睑可提起的高度。正常人的上睑提肌肌力在无额肌参与下为 13~16 毫米，有额肌参与可增至 16~19 毫米。良好或中等程度的上睑下垂，可选择上睑提肌缩短或睑板部分切除手术；弱或完全缺失的，只能选用额肌作为动力的手术。

上睑下垂矫正术通常能和重睑手术一起进行，实现一次手术，同时达到理想效果！

（潘昱妍　顾建英）

整形专家教你区分卧蚕、眼袋和泪沟

眼睛是心灵的窗户,不少爱美的女性通过重睑术、开眼角等手术,使得自己的眼睛看起来更加神采奕奕。近些年来,下眼睑美容在眼部美容中的作用越来越受到重视,其中最受关注的名词就属"卧蚕""眼袋"和"泪沟"了。然而,不少求美者对其中的区别不甚了解。下面,就给大家介绍一下它们的区别吧。

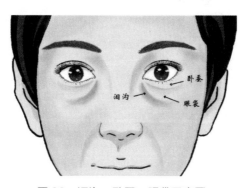

图 39 泪沟、卧蚕、眼袋示意图

卧蚕

卧蚕古称"泪堂",用来形容紧邻睫毛下缘一条 4~7 毫米带状隆起物。卧蚕呈椭圆形,看起来好像一条蚕宝宝横卧在下睫毛的边缘,笑起来才明显,让眼神变得可爱。我们熟知的很多明星都有非常漂亮的卧蚕，眼睛显得更有神韵。

卧蚕的本质在医学上的解释是局部肥厚、发达的眼轮匝肌，又称"肌性眼袋"。眼轮匝肌是一块肌肉，光洁有弹性，因此线条圆润流畅、充满美感，观之可亲。

卧蚕虽美，但也不是越大越好，若是眼轮匝肌重度肥厚，那就会显得不太美观，可以通过手术治疗，也可以通过局部注射肉毒素进行缓解；若是缺乏卧蚕，可以通过透明质酸、脂肪注射，或是筋膜瓣移植、眼轮匝肌翻转等方法，重塑卧蚕；对于两侧不对称的卧蚕也可以通过手术进行调整。

眼袋

眼袋是指下睑部组织臃肿，呈"袋状垂挂"，故称为"眼袋"。大多数人25~30岁时开始出现眼袋，45岁以后更加明显。眼袋与卧蚕完全不同，会让人看上去无精打采，尽显老态。

眼袋的本质从医学上可以解释为眶内脂肪容量与下睑支持性结构在正常情况下维持的平衡状态被打破，当眶内脂肪堆积过多或下睑支持结构变薄弱而发生改变时，眶内脂肪突破下睑的限制突出于眶外，即形成下睑袋状畸形。

眼袋可以通过眼袋整复术进行治疗。眼袋手术根据手术入路的不同，大体可以分为外切法和内切法两种。外切法是指沿下睑睑缘做切口，切开后将多余眶隔脂肪及松弛的部分皮肤一并去除；内切法则是沿下睑结膜做切口，去除多余的眶隔脂肪。内切法无须去除皮肤组织，无外观的切口痕迹，但仅适用于40岁以下、下睑皮肤不松弛的人群。手术医生可以根据不同求美者的具体情况选择合适的手术方案。

泪沟

泪沟是指由内眼角开始出现在下眼睑靠鼻侧的一条凹沟，是由于眼眶隔膜下缘的软组织萎缩、下垂而生成的，就像流泪时眼泪的纹路，有些人的泪沟甚至可延伸到脸颊，形成泪颊沟。

泪沟可以采用"填补"的方式，如注射玻尿酸、自体脂肪、胶原蛋白等填充剂来改善。此外，如果是同时伴有明显眼袋和泪沟的情况，可以将眼袋手术和泪沟填充同时进行，也可以在眼袋手术时将多余的眶隔脂肪释放，平铺于泪沟上方，以达到矫正眼袋和泪沟的目的。

（潘昱妍　顾建英）

老年性上睑下垂怎么治疗？

老年性上睑下垂是怎么回事？

东方人特别是单睑者，上睑皮肤厚、脂肪组织多，上睑提肌承受较大的抵抗力，与睑板结合部位渐牵拉伸展。眶隔筋膜上方的上睑提肌腱膜较厚，随着与睑板结合部位的松弛，牵拉眶隔筋膜一齐后缩，上睑提肌的收缩力不能有效地传递到睑板，渐渐导致老年性上睑下垂。

老年性上睑下垂的加重因素有哪些？

（1）衰老致下眶缘骨骼后缩或前倾，眼球的支持力减退。

（2）眼袋形成，眼窝内容物减少。

（3）上睑眶隔后缩，形成上睑凹陷或眼球凹陷，以内侧为甚。

（4）眼球位置后退，加重老年性上睑下垂。

为什么老年人眉毛外侧容易下垂？

额肌与头部帽状腱膜相延续，在眉峰外侧为颞肌部位，额肌缺如，眉毛外侧的支持力量较内侧弱。眉毛内侧的皮肤和筋膜组织与骨膜联系较为致密，外侧疏松，是眉毛外侧易于下垂的原因之一。

老年人上睑下垂术前需要做什么检查?

（1）观察上睑皮肤松垂情况，是否遮盖视野，大致确定皮肤去除量。

（2）观察眉毛形态，是否有明显的眉毛下垂，是否需要眉弓上抬手术。

（3）观察上睑提肌功能。

（4）观察眉弓到睑缘的距离。

（5）额肌功能是否正常。

手术治疗有哪些方式?

（1）重睑切口，皮肤部分切除，重睑成形。

（2）眉毛下切口，部分皮肤切除。

（3）术后保持单睑形态，单纯皮肤切除。

（潘昱妍　顾建英）

常见的眼部畸形有哪些，怎么修复？

眼部的构成包括眉毛、眉弓、眼睑、泪器、眼眶和眼球等。眼部畸形包括眉毛畸形、眼睑畸形以及泪器畸形等。

眉毛畸形

眉毛是位于眼眶上方的丛生短毛，不仅能为眼部提供防御保护，也是人体美学的重要组成部分，眉毛畸形包括眉缺损和眉畸形。

1. 眉缺损

眉缺损多数为外伤后导致的，可以部分或全部缺损，修复的措施包括用眉笔画眉，也可以通过手术方式植眉或者头皮皮瓣转移修复。

2. 眉畸形

眉畸形常见于早期外伤术后治疗不当，使眉毛错位导致下垂、移位。可以通过手术方法重新缝合创口或皮瓣改形修复。

眼睑畸形

眼睑是覆盖在眼球前方能够灵活运动的帘状皮肤组织，可以分为上眼睑和下眼睑。上眼睑就是人们通常认为的"眼皮"，起到保护眼球损伤和润滑角膜的作用。眼睑的畸形包括外翻、眼睑缺损和上睑下垂、上睑凹陷和睑裂畸形等。

1. 眼睑外翻

眼睑外翻顾名思义就是上下睑向外翻转了，会导致结膜外露，眼睑不能闭合以及角膜外露等，主要通过手术治疗。

（1）眼睑紧缩术：适用于老年性和麻痹性睑外翻。

（2）睑缘粘连术：适用于眼睑长期外翻，继发外卷畸形。

（3）皮瓣手术：包括V–Y成形、Z字成形、睑周旋转皮瓣移植、上睑皮瓣转移和眉梢随意皮瓣转移术等，适用于瘢痕性睑外翻。

2. 眼睑缺损

眼睑缺损可以分为先天性缺损和后天性缺损，目前主要是通过手术修复。手术修复原则应根据缺损的原因、部位、视力有无和周围组织情况综合考量。

3. 上睑凹陷

上睑凹陷指各种原因导致的眉下缘与睑板上缘之间出现程度不等的凹陷，可由遗传、衰老、外伤和不当的手术导致，可以通过在凹陷处填充颗粒脂肪、玻尿酸、再生性材料等，改善外观。

4. 睑裂畸形

睑裂畸形包括内眦赘皮、内外眦角畸形和小眼睑综合征。

（1）内眦赘皮是一种通过内眦部的垂直向的弧形皮肤皱褶，可以通过单纯的内眦部皮肤切除和Z字成形法等治疗。

（2）内外眦角畸形可以通过手术治疗，也就是我们俗称的"开眼角"，分别对内、外侧眼角进行矫正放大，以去除内眦赘皮、延长眼裂水平长度，来达到放大眼睛的效果。

（3）小眼睑综合征是一种常染色体显性遗传疾病，表现为睑裂狭小、上睑下垂、倒向型内眦赘皮和内眦间距增宽。目前主要是手术治疗，但是需要分次手术治疗。先后顺序依次为睑裂短小矫正、内眦赘皮矫正、上睑下垂手术。

泪器畸形

泪器由泪腺和泪道组成。泪腺分泌的泪液可以湿润角膜和结膜，也有抗菌的作用。泪道包括泪点、泪小管、泪囊和鼻泪管。泪点是位于上、下睑缘泪乳头之上的泪道开口，爱流泪的人可能并非所谓的"泪点低"，而是泪点堵塞了。泪小管、泪囊和鼻泪管是连接鼻子的重要通道，这也就理解了为什么是"一把鼻涕一把泪"，因为眼泪可以顺着泪点进入泪小管、泪囊，最后通过鼻泪管进入鼻腔。

1. 下泪点外翻

下泪点外翻导致泪点不能与球结膜接触，所以泪水不能进入泪点排泄导致泪流满面。对于轻度老年性和麻痹性的下泪点外翻，可以通过电灼法和结膜成形术治疗。严重的瘢痕性外翻需要通过皮瓣手术治疗。

2. 泪道狭窄

先天因素或者后天创伤等会导致泪道的器质性狭窄，根据病情不同，可以采用保守治疗、药物治疗和手术治疗。

3. 泪槽畸形

泪槽畸形是指从内眦处延伸到瞳孔中央线倾斜的眶周凹陷。目前主要治疗方法有非手术治疗和手术治疗。

（1）非手术治疗：主要以填充法最为常用，填充材料包括自体材料和人工材料，其中以自体脂肪和透明质酸钠最常用。

（2）手术治疗：主要通过下睑成形术提紧松弛的皮肤和眼轮匝肌，并且对眶周脂肪做相应处理。

眼眶畸形

由外伤、肿瘤切除术后以及先天因素等造成的眶缘和眶壁骨折、缺损以及发育不良等，会导致眼眶畸形。主要治疗方式是通过手术整复，如皮瓣移植修复。

（罗祖程　顾建英）

No. 1656804

处方笺

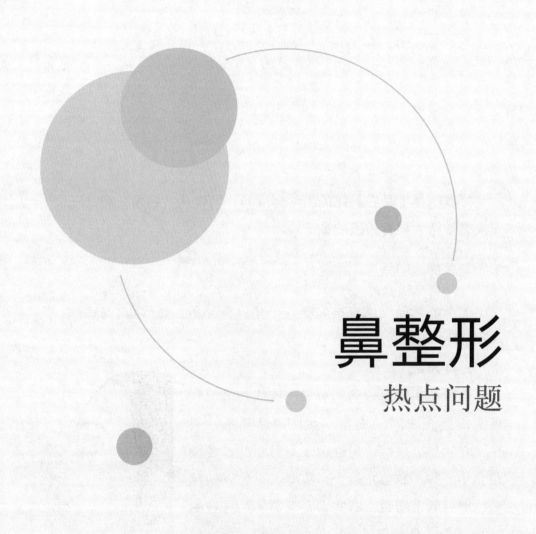

鼻整形
热点问题

医师：_____

临床名医的心血之作……

美丽无败 "鼻"

定义美鼻的 "角" 与 "线"

好看的鼻子存在具体的美学标准吗？可以从 "四角" 和 "三线" 定义通常认为具有美感的鼻子。

美鼻的 "四角"

美鼻的侧面美学标准包括四个角：鼻额角、鼻唇角、鼻面角、鼻小柱小叶角。

1. 鼻额角

鼻额角指的是眉间到鼻根的连线和鼻根到鼻尖的连线之间的夹角。女性的鼻额角一般在 120°~130° 之间，男性由于眉弓更凸，鼻额角会小一些。鼻额角过大，有些人是先天的额头、眉弓低平所致，有些人是隆鼻不当导致的 "通天鼻"；鼻额角过小，是由于鼻根过低或额头太高导致。

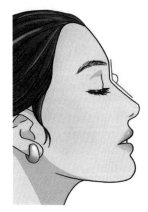

图 40　鼻额角

2. 鼻唇角

鼻唇角是指鼻尖到鼻底的连线与鼻底到上唇的连线之间的夹角。鼻唇角一般在 90°~95° 之间。鼻唇角过大，常见于 "朝天鼻"；

鼻唇角过小，一般发生于嘴突，或是鼻尖下旋，先天的鼻尖下旋见于软骨发育障碍导致的"鹰钩鼻"，后天的鼻尖下旋发生于隆鼻术后的鼻尖移植物、软骨支架移位或支撑力不足。

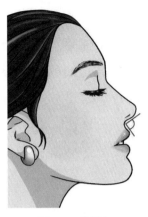

图41　鼻唇角

3. 鼻面角

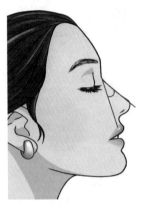

图42　鼻面角

鼻面角是指鼻背与侧面平面形成的夹角。鼻面角一般在30°左右，是由鼻梁高度和面中部高度决定的，可以理解为鼻子整体高度。鼻面角过大，则显得硬朗；鼻面角过小，鼻子又过于平塌，立体度不足。

4. 鼻小柱小叶角

鼻小柱小叶角是指鼻小柱与鼻尖下小叶之间形成的夹角，反映的是侧面鼻头形态，鼻小柱小叶角一般在30°左右。鼻小柱小叶角过大（鼻头过钝）则缺乏鼻尖表现点，可见于朝天鼻；鼻小柱小叶角过小（鼻头过尖）则过于突兀。

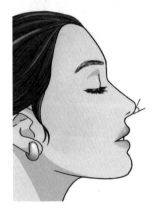

图43　鼻小柱小叶角

美鼻的"三线"

美鼻的正面美学标准包括三条线：双C线、鼻翼宽度、海鸥线。

1. 双C线

双C线是指从眉头到鼻根向鼻梁延伸呈C字形的两条线。平时化妆的人应该都知道

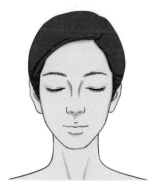

图44　双C线

双C线，我们的鼻影其实就是顺着这根线来画的，用来塑造正面鼻部的轮廓感。不能单纯把山根和鼻背抬高，而忽视眉心三角区的过渡。双C线的塑造是为了让这块区域的衔接更加自然，使鼻型更加精致立体。

2. 鼻翼宽度

正常的鼻翼宽度与双眼内眦间距是相等的，与一只眼睛的宽度也是相等的，约等于鼻长度的70%。鼻翼宽度过宽，呈现大鼻头、不够精致的视觉感受；鼻翼宽度过窄，则显得"夹捏感"重。

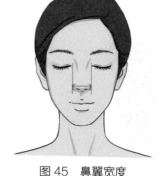
图45　鼻翼宽度

3. 海鸥线

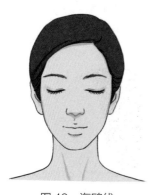
图46　海鸥线

海鸥线是从鼻翼到鼻尖再到另外一侧鼻翼的弧度。这条线如果过平，可能显得鼻小柱发育不足，过尖又会显得鼻小柱下垂明显，都会影响鼻头的形态和美感。

虽然好看的鼻子有定义，但"四角""三线"只是一份参考，具体还要结合个人审美以及五官的协调性来进行判断。

（张思敏　杨震）

"千变万化"的隆鼻术都有哪些?

鼻整形术是面部最常见的整形手术之一,由于亚洲人鼻部的特点,临床上最多见的要求是"隆鼻"。那么,隆鼻术都有哪些方式呢?

注射隆鼻

注射隆鼻是一种操作较简单、痛苦较轻的隆鼻方式。注射隆鼻采用可吸收材料,主要包括玻尿酸、胶原蛋白,具有治疗时间短、见效快、安全性高的特点,注射材料一般 1 年左右可以被吸收。此外,自体脂肪注射隆鼻也是一种较新的方式,除具有上述特点之外,还具备来源丰富、几乎无排异、外形轮廓自然、效果较持久的优势。由于脂肪支撑力弱,其仅适用于有一定鼻部基础的人。

假体隆鼻

假体隆鼻是传统的也是最常见的手术方式。根据材料不同,假体可分为硅胶假体、膨体等。硅胶是最常用的隆鼻材料,便宜、光滑、易植入,手术较方便,但不易长入组织,易滑动,还有可能透光。膨体由微孔聚合材料组成,易长入周围组织肉芽,不容易移动,也不会透光。但由于膨体存在微孔结构,可能消毒不彻底,细菌易进到微孔内，从而导致假体感染，如果发生感染，则需取出。

软骨隆鼻

软骨隆鼻术是将自体的软骨组织移植到鼻部，供区软骨常取自耳软骨、鼻中隔软骨或肋软骨。自体软骨有硬度又有柔韧性，不需要大量的血管来提供营养，失去一部分也不会给人带来功能上的重大损失，因此便成了自体隆鼻材料的重要来源。

假体加软骨隆鼻是如今隆鼻术中常常应用的手术方式，在取得理想形态的同时，也减少了对机体的损伤。建议求美者明确自己的需求，与医生进行良好细致的沟通，以选择适合自己的手术方式。

（张思敏　杨震）

"五花八门"的隆鼻假体如何选择?

想要达到满意的隆鼻效果,对隆鼻材料的选择尤为重要。随着医美技术的发展,五花八门的隆鼻假体令人眼花缭乱,究竟应该如何选择呢?

固体硅胶

硅胶是最常见、最经典、历史最悠久的隆鼻假体材料,具有良好的生物相容性、稳定性、易塑性,不可被吸收,一旦发生严重并发症易取出。硅胶置入人体后可能会发生一定的并发症,如假体飘浮、晃动、下坠、歪斜,甚至会撑破皮肤、假体外露、包膜挛缩、感染。尽管如此,硅胶因其生物相容性好、效果较好、不致畸致癌、价格低廉等诸多优势,仍然是目前应用最多的隆鼻假体材料。

膨体(聚四氟乙烯)

膨体是目前隆鼻最理想的生物组织代用品,是一种新型的医用高分子材料。膨体具有超微的多孔结构,这些微孔结构允许组织长入,可与组织融为一体,固定性好。膨体的质感与正常鼻体组织接近,无硅胶的透明感,质量轻,无明显下坠感,术后效果自然;生物相容性好，吸收率低，属于永久性植入假体。缺点是有远期感染的风险，一旦发生感染，取出困难，价格昂贵，但随着近年来医疗技术的不断改进，目前膨体的远期感染率已大为下降。

自体软骨

自体软骨的选择主要有耳软骨、鼻中隔软骨、肋软骨。自体软骨的好处在于感染风险低、组织相容性好，但是需要从自身取出，患者有额外的创伤，而且软骨有远期吸收变形的风险。目前比较常见的是假体结合自体软骨的隆鼻方式，鼻根和鼻背采用假体，鼻尖采用经过雕刻的软骨，既降低鼻假体下滑、移位、外露的风险，又减少取自体软骨的创伤，弥补软骨容量的有限性。

多孔高密度聚乙烯

曼特波（Medpor）是一种人工骨，成分是多孔结构的高密度聚乙烯，孔径比膨体大，质地较硬，取出困难，在隆鼻方面目前仅应用于鼻部结构加强或鼻基底抬高。

羟基磷灰石人工骨（HA）

HA 是一种磷酸钙材料，为不可吸收的生物陶瓷。20 世纪 90 年代，因其化学成分、物化性能等与人工骨极其相近，应用于隆鼻术。由于并发症较多，目前已极少应用。

这些隆鼻假体各有优劣之处，没有哪一种是"完美"的。结合自身情况、个人审美及医生经验，选择适合自己的隆鼻假体就是最好的。

（张思敏　杨震）

缩鼻翼术后会留疤吗？

很多爱美者都只关注鼻梁塌不塌，很少会注意鼻翼问题。其实，鼻翼肥厚会影响脸部美观，而且也会让法令纹特别明显。鼻尖和鼻翼圆大，导致鼻翼与鼻尖的形态不明显，也就是俗称的"蒜头鼻"。而缩鼻翼手术，可以让鼻子看起来更精致。缩鼻翼手术有"内切法"和"外切法"两种。

（1）内切法：留疤概率相对较小，但效果较不明显。因为内切法的疤痕是在鼻子里面，所以相对于疤痕在外面的外切法来说更加美观。内切法适合鼻翼的基底部比较宽的人，这种类型的鼻子一般比较塌平，做内切需要外加适合自身的鼻综合整形方案，才可以获得一个精致的鼻型。

（2）外切法：留疤概率相对较大，但效果更明显。外切法是目前缩鼻翼手术中采用比较多的方法，可能会在鼻翼外侧留有一定的疤痕。外切法适合鼻翼面积过大的人，如果单纯鼻翼很宽，那么只做外切，而不用另外做隆鼻手术，就可以使得鼻子看起来更加小巧玲珑。

内切法和外切法适用的具体情况不同，主要是专业医生根据爱美者鼻翼的正面、侧面还有鼻基底的状态来决定。

（张思敏　杨震）

告别"月亮脸"，鼻基底凹陷怎么办？

很多人总是希望通过苹果肌、额头、面颊等大部位的填充，来营造一种面部饱满的少女感，而忽视了一些小部位改善的重要性。正是鼻基底这一小部位的"饱满"，更容易在不被察觉的状态下，提升面部气质。

什么是鼻基底？

鼻基底是指鼻部下端与上唇相连的基底部分。鼻基底主要由三个部分组成：鼻孔基底、鼻小柱基底和鼻翼基底。

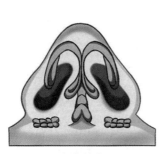 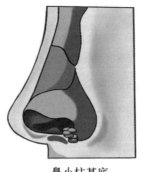 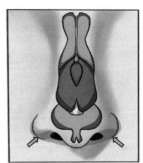

鼻孔基底　　　　　　鼻小柱基底　　　　　　鼻翼基底

图 47　鼻基底示意图

什么是鼻基底凹陷?

鼻基底这个区域,可以说是鼻子高度的地基。亚洲人鼻基底凹陷的比例非常高,主要是由于上颌骨发育不良。轻度的鼻基底凹陷还好,明显的鼻基底凹陷则会产生"月亮脸""鞋拔子脸"的观感,不够标致美观。

鼻基底凹陷自测

通过山根做一条垂直于水平线的虚线,然后在鼻唇角的拐点处标出鼻下点,在鼻下点与下巴尖之间画一条直线。按照不同的类型,侧面分为凹面型、微凸型、凸面型、直面型。如果自测出来是凹面型,那么鼻基底凹陷的可能性非常大。

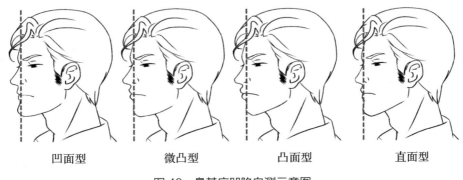

凹面型　　　微凸型　　　凸面型　　　直面型

图 48　鼻基底凹陷自测示意图

对于轻度的鼻基底凹陷,应用玻尿酸进行填充,注射后即刻看到立竿见影的改善效果,少量多次达到美观、自然和持久的状态。自体脂肪填充术也可以用来填充鼻基底,优点在于取材方便、来源广泛,缺点在于难以塑形。此外,自体软骨填充或假体填充,具有支撑效果持久的优势。

(张思敏　杨震)

驼峰鼻怎样变美?

"驼峰鼻"是常见的畸形鼻型之一,主要表现是鼻梁较宽,有局部的骨性明显突出,就像骆驼的驼峰一样,所以称之为"驼峰鼻"。

什么是驼峰鼻?

我们的鼻子是由鼻骨和软骨组成,上 1/3 是鼻骨和上颌骨额突构成的最坚硬的骨性支持结构;中 1/3 是左右两个三角形的侧鼻软骨和鼻中隔软骨构成的中等硬度的支持结构;下 1/3 是由没有坚固支持结构的鼻翼软骨构成。"驼峰鼻"是由于先天性鼻骨发育过度,或是后天鼻骨外伤扭曲愈合或后期骨痂增生,导致鼻梁部呈角状突起。

驼峰鼻有什么类型?

根据驼峰鼻的形态,我们将其分为轻、中、重度。其中,轻度驼峰鼻又可以分为Ⅰ型和Ⅱ型。

自鼻根与鼻尖做一条连线,鼻背的突出部分与这条连线有 2 个切点,靠近鼻尖的切点为 A 点,靠近鼻根的切点为 B 点。

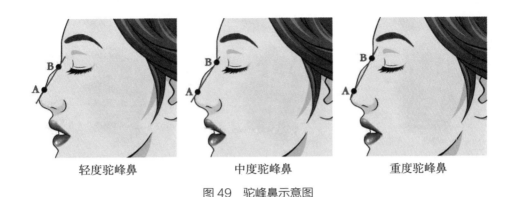

轻度驼峰鼻   中度驼峰鼻   重度驼峰鼻

图 49 驼峰鼻示意图

若 B 点在两内眦连线以下为轻度驼峰鼻。Ⅰ型驼峰鼻的鼻额角大于 150°，鼻面角小于 35°；Ⅱ型驼峰鼻的鼻额角小于 150°，鼻面角也小于 35°。若 B 点在两内眦连线以上为中度。若 B 点延伸至额鼻缝（鼻骨上端与额骨连接的交界处）为重度。

驼峰鼻如何治疗？

驼峰鼻需要通过手术凿除、锉平或切除过高的鼻背"驼峰"，鼻较宽的患者还需要缩窄鼻背，如果同时伴有鼻下部过长，还需要修整鼻下部畸形后固定。驼峰鼻矫正手术是精细的鼻部整形手术，要选择正规的整形医院，以取得良好的矫正效果。

（张思敏 杨震）

鼻综合整形为哪般？

一个高挺的鼻梁，可以让整个面部看起来更加立体。随着医美的普及，局部调整已经无法满足求美者对美的追求，鼻综合整形变得越来越受欢迎。

什么是鼻综合整形？

鼻综合整形是通过植入适当材料来改变鼻的高度和形态的一项鼻部综合性整形手术，主要包括：膨体（硅胶）隆鼻术、鼻头缩小术、鼻翼缩小术、鼻背整形术、鼻孔缩小术、鼻小柱延长术、朝天鼻矫正术、驼峰鼻修复术以及失败隆鼻手术再修复。

隆鼻和鼻综合整形的区别有哪些？

目前的隆鼻术是通过注射或植入假体、自体软骨等方式，改善鼻梁整体高度不足的问题。而鼻综合整形则不同，鼻综合整形不仅改善鼻子的高度以及形状，更是依据个人面部的弧线来进行调整，适合同时存在鼻梁高度，鼻头、鼻尖形态，鼻翼宽度，鼻孔形态中两项甚至多项问题的人，进行解剖学调整之后可以全面解决鼻部缺陷。因此，如果鼻部拥有多处缺陷，做个鼻综合整形再适合不过了！

（张思敏　杨震）

鼻畸形怎么修?

鼻畸形与驼峰鼻、酒糟鼻、鞍鼻等原因有关,可以分为先天性鼻畸形和后天性鼻畸形。

先天性鼻畸形

(1)驼峰鼻:是由于先天性鼻骨发育过度,或是后天鼻骨外伤扭曲愈合或后期骨痂增生,导致鼻梁部呈角状突起。

(2)鞍鼻:又被称为"塌鼻梁",主要表现为鼻梁部位明显凹陷、鼻尖上翘,像马鞍一样,因此称作"鞍鼻",多数与遗传因素相关。

(3)其他:如鼻骨缺失、唇裂鼻畸形等,多数是由于在胚胎发育期间受到了感染因素所引起。

后天性鼻畸形

(1)外伤:由于鼻子外部受到外力撞击,或者是在做完手术之后所留下来的创伤,造成鼻部缺失或者畸形。

(2)酒糟鼻:是由螨虫寄生所造成,导致皮肤发痒、毛孔粗大,油脂分泌旺盛,存在散在丘疹,甚至留下瘢痕组织。

(3)局部肿物:鼻息肉或者鼻癌等病症会导致鼻子肿胀等问题,造成鼻畸形。

如果鼻子出现畸形症状，可以到正规医院的整形科，根据不同的鼻子形态选择合适的手术方式。对于伴有组织缺损的鼻畸形，可以采用植皮、邻近组织瓣转移修复或远处组织瓣修复，对于大多数缺损而言，可以在缺损后的当时一期修复，对于局部条件差的患者可考虑半年以后二期修复。对于不伴有组织缺损的鼻畸形，可视具体情况而定，复位骨折移位的骨片，矫正鼻中隔，矫正外鼻，恢复鼻腔功能。

另外，有些患者在治疗鼻畸形时，由于局部的组织量不够，需要用到填充材料，目前最常用的材料有硅胶、高分子聚乙烯、膨体聚四氟乙烯和自体骨、软骨（如鼻中隔软骨）、脂肪等。

鼻畸形整复术后往往需要进行鼻部的固定，固定的原则是鼻内、鼻外均匀加压，以保持其良好外形，防止继发畸形的产生。

（张思敏　杨震）

处方笺

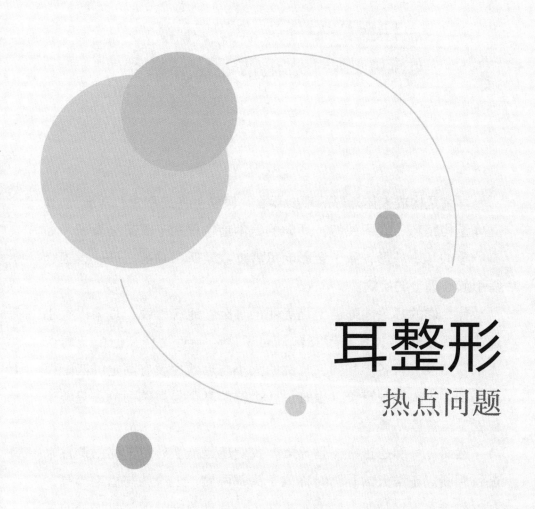

耳整形
热点问题

医师：＿＿＿＿＿＿＿＿＿＿

临床名医的心血之作······

耳朵的美学奥义

什么样的耳朵才算美丽？
如何判断耳朵正常还是异常？

耳朵是构成人体外形的重要器官，医学上将其称为"耳廓"，其立体结构精巧、迂回独特。耳廓的美学地位仅次于眼睛与鼻子，如有严重的耳廓畸形，除了会影响患者外貌及听力功能之外，也很容易引起心理上的疾病。

什么样的耳朵才称得上是美丽的耳朵？笼统地说，耳朵以大小适中、弧度优美、耳垂形态饱满且适度外倾者为佳。但由于每个人的脸型及五官各不相同，耳廓的大小与形状也没有固定的匹配模式，加之个人主观审美，很难说什么样的耳朵是最美丽的，只能说仁者见仁智者见智了。

然而，耳廓是正常还是异常，我们还是能从外形上的协调性来进行判断。正常人的耳廓对称位于头部两侧，上缘约与眉毛等高，耳垂附着点下缘位于鼻底的水平线上，耳廓前端与颞部相接处与外眦水平齐平，耳廓平面与颅侧壁构成的耳颅角平均为30°角。耳廓外形大约呈现为阿拉伯数字"3"的形状，外缘应较圆滑，耳轮与耳舟、耳甲、对耳轮、耳轮脚等结构共同组成海螺形。耳廓最下方结构为耳垂，柔软、无软骨，具有多种形态，以圆形或者卵圆形较为协调，若耳垂丰满亦更符合大众审美。

（何安琪　亓发芝）

先天性小耳畸形

天生小耳朵是什么样?

天生小耳朵学名是"先天性小耳畸形",是一类较常出现的头面部畸形,据统计数据,每 1 万人里就有 2.06 人可能患有先天性小耳畸形。主要表现为一系列不同程度的外耳、中耳、内耳发育异常,且经常伴有外耳道闭锁或狭窄、中耳畸形及颌面部畸形等并发症。除了对外观有严重影响外,还会影响气导性听力障碍,阻碍患儿早期的言语发育及社会适应能力。

目前根据中国医学科学院整形外科外耳再造团队的研究成果,将先天性小耳畸形分为以下四种临床类型。

Ⅰ型:耳廓的各解剖结构基本存在且能辨认,总体轮廓较小,可合并有杯状耳或招风耳等畸形。

Ⅱ型:耳廓的解剖结构基本存在,耳舟与三角窝融合,耳廓上半部分明显狭窄。其中还分为 a 型与 b 型,a 型耳廓上半部分横径较宽,折叠骨量较多,舒展后耳廓外形可明显扩大恢复,反之则为 b 型。

Ⅲ型:耳廓结构无法辨认,残耳形态不规则,近似花生状、条索状或腊肠状。

Ⅳ型:残耳仅为小的皮赘或分散的小隆起,耳廓完全缺失,甚至为无耳。

(何安琪 亓发芝)

拯救突变小耳朵要趁早

先天性小耳畸形根据不同类型具有不同的修复时机。

如果只是单纯形态上轻微异常、无明显耳软骨缺损的轻度耳廓畸形，可以在出生后2个月内，趁新生儿耳廓软骨中透明质酸含量较高、可塑性较强时，进行无创矫正器的治疗。越早治疗效果越理想，所需佩戴矫正器的时间也越短。这种非手术性治疗会随着新生儿体内来自母体的雌激素水平以及耳廓软骨中透明质酸含量的下降而结束，其治疗效果与患儿家属的配合度与依从性密切相关，一般治疗时间为6~8周，佩戴年龄越晚则畸形矫正所需的时间越长，复发可能性更高。

如果是较为复杂或严重的先天性小耳畸形，需要寻求手术修复来达到改善。在进行手术的时机选择上，关键要综合考虑生理因素及心理因素。

生理因素方面：从耳廓发育角度考虑，3岁的孩童耳廓大小约为成人的85%，6岁时仅略小于成人，一般在9~10岁时耳廓会接近成年后的最终大小形态。从肋软骨发育角度出发，年龄6岁、身高1.2米以上儿童的肋软骨基本可符合雕刻耳廓支架的标准，其质地不会过软，并且拥有一定的支撑力，手术后变形率相对低一点。但不是所有6岁患儿的肋软骨均适合于雕刻制成支架，因此也可以根据患儿个体发育的情况，适当地延缓手术时间。但需要注意的是，部分人群在进入青春期后，肋软骨中心区会有不同程度的蜂窝状改变，甚至在18岁以后有钙化的表现，均不利于雕刻及塑形，硬性折断风险较高。

心理因素方面：先天性小耳畸形的患者及其家长对缺陷或多或少会存在心理负担。患儿3岁左右会开始意识到耳朵异常的情况，为避免影响患儿的心理发育和性格发展，除了患儿以积极乐观的态度面对生活，在学龄前进行手术治疗可能有更多的获益。

综合上述生理及心理因素共同考量，可知先天性小耳畸形最早可在患儿6岁时考虑进行手术治疗，推荐10岁左右完成先天性小耳畸形的耳廓再造术，尽量在青春期前完成先天性小耳畸形矫正手术的治疗。

除上述对先天性小耳畸形的外形治疗以外，需要提醒的是，一般先天性小耳畸形患者为单侧发病，如果涉及双侧气导性听力损伤，则应尽早佩戴骨导助听器协助改善，避免小孩言语障碍及社会交流缺失。

（何安琪　亓发芝）

和美丽就差一点的招风耳及杯状耳

招风耳需要怎么矫正才不会太"招风"？

招风耳是一种较常见的耳廓畸形，主要临床表现为耳廓平直（即耳甲后壁过度发育合并对耳轮消失），耳廓平面与头颅面夹角成90度角。招风耳更多为双侧发病，从正面看两只耳朵都向外侧生长，与动画片中大耳朵图图的耳朵有几分神似。

这种畸形如果在新生儿期就发现，可以尽早采用保守治疗，使

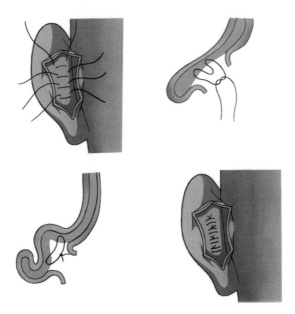

图50　招风耳矫正手术示意

用非手术的矫正器固定方法进行改善，早期使用一般效果较明显，有可能免除手术之苦。如果保守治疗后未见明显改善，则可以通过整形手术进行治疗。

招风耳的手术治疗方法有许多种，主要原则是将耳软骨切开或划痕，反折后制作出弧线连续、圆滑的对耳轮及对耳轮上角，降低耳甲后壁高度，并将整个耳朵向颅骨方向牵拉，矫正过分前倾的角度。一般5岁以上即可进行手术治疗。耳廓软骨单弧切开反折法手术是目前较常使用的术式，其切口在耳朵的后面，比较隐蔽，对外观影响相对较小。但手术后需要注意制动患耳，并且加压包扎数日，以防止血肿或形状无法固定的情况发生。

（何安琪　亓发芝）

像茶杯的杯状耳需要怎么打磨才能正常些?

杯状耳,又称垂耳、卷曲耳,为一种复杂的耳廓畸形,严重者甚至患侧颌面部发育不良畸形。杯状耳畸形对外形影响较大,需早期治疗。

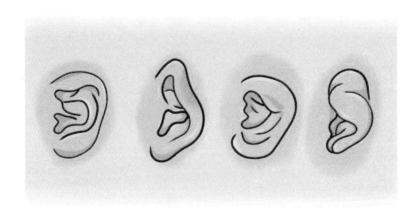

图 51 杯状耳示意图

如果患耳掀起后与健侧耳形态及大小相近,可使用非手术方法进行治疗,尽早佩戴耳廓畸形矫正器固定矫正 6~12 周,部分患儿可获得有效的矫正。一般 6 岁患儿可考虑手术,矫正的手术方法有很多种,但均根据具体杯状耳形态及畸形程度进行个性化治疗方案制订，主要原则是在耳廓背侧面距耳轮缘 1~2 厘米处做平行于耳轮缘的切口，皮肤脱套分离暴露卷曲的耳廓软骨，将软骨舒展后前移皮肤，使卷曲的耳廓软骨能适当舒展展平。对于不同程度畸形的杯状耳患者，可在上述的前提下结合招风耳矫正方法、肋软骨条移植、对侧耳廓复合组织游离移植等几个术式组合进行畸形矫正，以达到更满意的效果。

（何安琪　亓发芝）

小耳垂，大学问

如何让先天的小耳垂"人工长大"？

人们的耳垂形态差异较大，有部分人群先天耳垂体积较小。如果想让耳垂更丰满，可以通过注射填充性材料来改善。

注射填充剂有很多种类，常用的有透明质酸、胶原类制剂等材料。如果仅作为暂时性填充用途，选用可吸收性材料较为合适，此类材料包括透明质酸和胶原类制剂，一般能够维持6个月左右，之后再根据具体情况考虑是否需重复注射。如果希望丰满耳垂能长期保持的话，可以选用永久性的填充材料，比如含有聚甲基丙烯酸甲酯（PMMA）颗粒的填充剂或自体脂肪组织。需要注意的是，无论

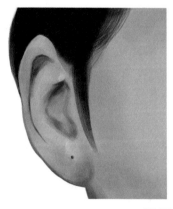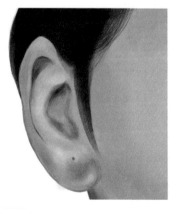

图52　耳垂

是何种注射性材料均有可能导致并发症发生，后续是需要一定时间与耐心进行处理的。

采用注射法丰耳垂痛苦程度较小，人工材料注射过程只需几分钟时间，方便快捷；注射自体材料的手术过程亦相对简易。在考虑丰耳垂前，应该先明确自己的治疗动机，并不是耳垂大就等于福气好。此外，应选择正规的医疗机构进行此项治疗，结合医师建议及自身需求选择不同材料进行填充，方能获得较理想的效果。

（何安琪　亓发芝）

No. 1656804

处方笺

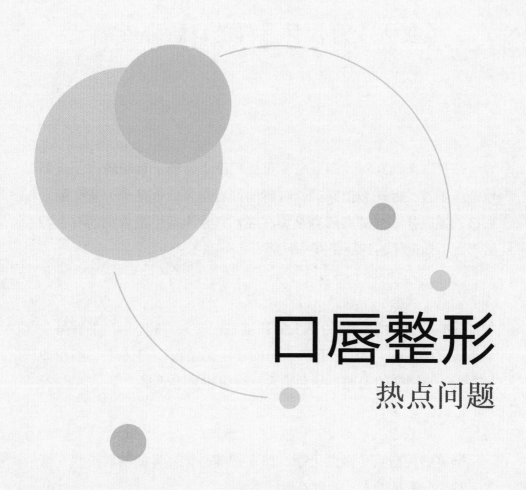

口唇整形
热点问题

医师：_____

临床名医的心血之作……

"唇唇"欲动的口唇整形

爱美人士喜爱什么样的口唇外形?

一直以来，在对我们五官的重视程度上，鼻子和眼睛占了重要地位。不过，对于颜值来说，嘴唇的好看与否，也是十分重要的。那么，到底什么样的唇形算是漂亮呢？日常生活中最常见的有 3 种唇形，不知道你的到底是哪一种呢？

M 唇形

标准的 M 唇形，指的是上唇弧度呈一个大"M"形，下唇呈一个小弧度的"M"形，上唇和下唇的厚度比例在 2∶3 左右，嘴角如果再带一点微微的上翘，就会给人一种很甜美的感觉。

微笑唇

微笑唇是指嘴角微微上翘，像在抿嘴微笑一样的嘴唇形状，给人一种十分平易近人、如沐春风的感觉。

嘟嘟唇

嘟嘟唇就是嘴唇像嘟起来时的形状一样。嘟嘟唇因为嘴唇丰满有肉感，所以给人一种很性感的感觉。

以上就是常见的好看的唇形了，不知道你的唇形是哪一种呢？

（张思敏　杨震）

厚唇怎样变薄，薄唇怎样变厚？

厚唇怎样变薄？

厚唇变薄术一般适用于先天性唇肥厚、二层唇、红唇内侧口腔黏膜发育过度、红唇慢性炎性增生等情况的患者。厚唇变薄术是对患者的实际情况先进行术前精细设计，根据需切除红唇组织的宽度设计切口，再按照设计线切开黏膜，楔形加深切口，适量切除口轮匝肌，并按照患者的五官比例设计出唇部的自然形态。

薄唇怎样变厚？

丰唇术顾名思义就是将薄的嘴唇填充丰满使之变厚。常见的丰唇手术有自体脂肪丰唇、玻尿酸注射丰唇等，其中应用较多的是玻尿酸注射丰唇。玻尿酸也叫"透明质酸"，它让肌肤水润有弹性，是适合唇部的快速自然的填充物。玻尿酸丰唇见效快，恢复快，效果一般维持半年左右。

美唇最高的标准在于与面部整体的和谐以及与其他器官比例的匀称，只有符合这种标准的唇形才是最美的。

（张思敏　杨震）

口唇畸形修复

唇裂的分类有哪些?

唇裂,俗称"兔唇"。唇裂患者经过手术修复后,功能和外貌都可以获得明显的恢复和改善。

什么是唇裂?

唇裂是先天性唇部组织裂开,常伴发牙槽嵴裂和腭裂,可发生在单侧或双侧。典型的表现为上唇组织不同程度的裂开,裂隙侧鼻底塌陷或缺如,鼻翼塌陷,鼻孔扁平宽大,单侧唇裂的鼻小柱和鼻中线偏曲。

正常的胎儿在胚胎第五周至第八周开始由面部的一些胚胎突起逐渐互相融合形成唇部,如在此期间由于各种原因导致突起的融合异常,便可能发生不同类型的唇裂。唇腭裂的发病率为1.82/1000,唇腭裂患者男女性别之比为1.5∶1。

唇裂的类型

1. 单侧唇裂

Ⅰ度:仅限于红唇部分的裂开。

Ⅱ度:上唇部分裂开,但鼻底尚完整。

Ⅲ度：整个上唇至鼻底完全裂开。

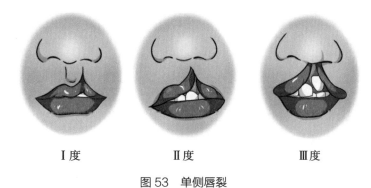

Ⅰ度　　　　　　　Ⅱ度　　　　　　　Ⅲ度

图 53　单侧唇裂

2. 双侧唇裂

双侧唇裂可分为双侧不完全性唇裂（Ⅰ度）、双侧混合性唇裂（Ⅱ度）、双侧完全性唇裂（Ⅲ度）。

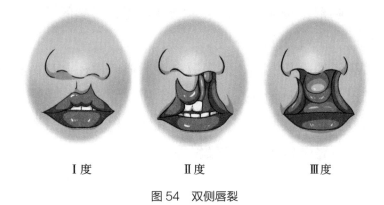

Ⅰ度　　　　　　　Ⅱ度　　　　　　　Ⅲ度

图 54　双侧唇裂

3. 唇隐裂

皮肤和黏膜无裂开，但其下方的肌层发育不良，致裂隙侧人中嵴处出现浅沟状凹陷及唇峰分离等畸形。

唇裂修复的目的不仅是外形修复，还有唇部功能性修复。唇裂修复手术的基本步骤为定点设计、切开、唇鼻部裂开肌肉的复位和连续性的重建以及皮肤的缝合。定点设计方法很多，可根据唇裂的具体情况采用不同的手术方法。

（张思敏　杨震）

唇裂术后畸形怎么治?

先天性唇裂是一种胚胎发育畸形,常伴发鼻畸形、颌面畸形等。这样复杂的畸形很难通过一次手术全部矫正,唇裂的治疗是一个系统的工程——序列治疗。

随着患者的生长发育,大多数患者至成年后还会遗留程度不同的面部畸形,临床上称为"唇裂继发畸形",主要表现为唇部瘢痕明显,唇珠缺失、唇红厚度不对称、唇红缘不整齐、唇弓不齐以及鼻孔不对称、鼻翼塌陷、鼻小柱倾斜等。

唇珠缺失(口哨样畸形)

一般常出现在双侧唇裂修复术后,可能与原来的唇裂组织缺损过多和(或)一期修复时组织去除过多有关。可通过唇珠重建改善。

唇红厚度不对称

可能与唇裂术后红唇瘢痕性增生,或第一次手术时保留过多的红唇组织,或本身就是厚唇等因素有关,红唇局部增厚,常造成两侧红唇明显不对称。可通过局部厚唇修薄术改善。

上唇唇红缘形态消失

唇部组织缺损、上唇白唇过长或过短、瘢痕遗留、第一次手术的设计与缝合偏差等都可能造成上唇唇红缘形态改变或消失。可通过唇峰成形、唇红缘整形或唇部纹绣等方法重建。

患侧人中组织凹陷嵴平坦

唇裂患者一般没有正常的人中嵴及人中沟的结构，在初次唇裂修复术中难以恢复。可通过患侧"人中填充＋人中嵴重建"的方式修复。

唇部瘢痕修复

唇裂修复术后通常遗留不同程度的手术切口瘢痕，与组织缺损引起张力过大、术后患儿哭闹引起伤口愈合不良等有关，瘢痕挛缩还会引起上唇短缩、红唇外翻。可根据瘢痕的情况进行治疗，如点阵激光、药物注射或手术修复等。

鼻孔不对称、鼻翼塌陷

主要是由患侧软组织、鼻翼软骨发育异常及异常肌肉活动导致牵拉、下陷和鼻翼软骨倾斜。裂隙越大，唇裂程度越重，鼻畸形也越严重。鼻孔过小可通过鼻孔缘新月形切除来改善；鼻翼塌陷建议学龄前到 5 岁之间进行纠正，需要将患侧鼻翼软骨悬吊，与同侧鼻软骨及中隔软骨缝合固定，以达到理想的效果。

唇裂术后继发畸形种类繁多，不仅要修复外观接近正常结构，还要尽可能让功能变得正常，这需要经验丰富的医生进行序列治疗，根据不同情况通过多种整形手段，先后有次序地进行修复，逐步达到较为满意的效果。

（张思敏　杨震）

常见的口唇畸形怎么治疗？

双唇和眼睛一样会"说话"，能够传情达意。常见的唇部整形手术有哪些呢？

唇外翻整复术

唇外翻大多由脸部外伤、感染、手术后遗症所造成，其中以烧伤产生的唇外翻最为常见。严重的唇外翻不仅影响外貌，而且容易出现进食、咀嚼、吞咽、语言和呼吸等方面的功能障碍。常见的修复方法包括：（1）Z字成形矫正手术，适合索状疤痕牵拉形成的轻度唇外翻畸形者；（2）V–Y滑形皮瓣矫正手术，适合上下唇范围皮肤缺损造成的唇外翻者；（3）鼻唇沟皮瓣矫正手术，适合上下唇缺损范围广、疤痕深、游离植皮不能达到满意效果的唇外翻者。

重唇整复术

重唇是一种少见的先天性畸形，好发于青年男性，是指在唇红的里面又有一条唇红。重唇一般在闭口时不明显，而在张口、说话时显露。重唇的治疗并不复杂，可以通过重唇整复术切除过多的黏膜组织、过度增生的黏液腺后拉拢缝合。

唇珠重建术

有些人没有明显的唇珠，唇部缺乏立体感。通过 V-Y 唇珠再造术、Z 字成形唇珠再造术可以使唇红中部扁平且厚度稍差的问题得到改善。

上唇过长整复术

随着年龄的增长，上唇皮肤会出现过长、松弛的问题。通过切除一条鼻唇交界处的上唇皮肤，就可以改善上唇过长的问题。

（张思敏　杨震）

No. 1656804

处方笺

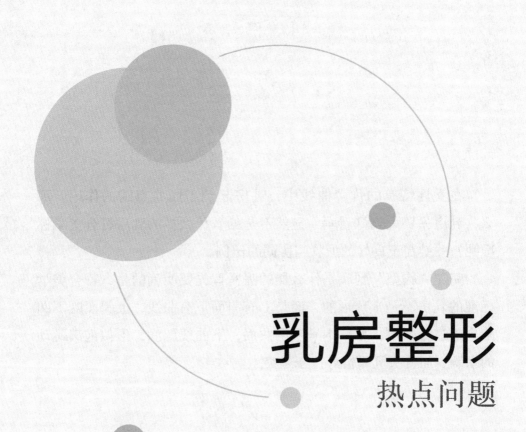

乳房整形
热点问题

医师：_____

临床名医的心血之作……

乳房美学

完美"胸型"是什么样的?

在女性特有的优美曲线中,乳房起到了画龙点睛的作用。那么,乳房只要大就好看吗?显然不是的。什么样的乳房符合美学标准呢?关键在于良好的形状与协调的比例。

完美"胸型"到底是什么样的呢?首先要明确的是,符合美学标准的乳房不是半球形的,而是上有斜面下有曲线,上斜面既不凹陷也不过分突出,呈一饱满平滑曲面,下曲线圆润,形似饱满跳动的水滴,而乳头乳晕恰好位于最突点。

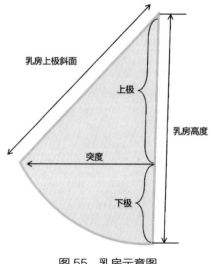

图 55　乳房示意图

124

新的问题来了，乳房应该在什么位置，乳房应该长多大才能和身体形成协调的比例呢？别着急，我们来一一解答。在没有下垂的情况下，乳房位于胸大肌表面第 2 肋到第 6 肋间（在身体中线从锁骨往下数，就能数出是第几肋啦），乳房底盘的直径为 10~18 厘米，高度为 3~6 厘米。乳头突出，略向外展，位于第 4 肋间，两乳头间距约为 20 厘米，与胸骨上端构成等腰三角形。乳房下皱襞（乳房下端与胸壁相连的地方）则平均在乳头再往下 6 厘米（这只是平均数据）。好看的乳房，侧皱襞不应超过腋前线（腋窝前缘的垂线），乳房组织超过应有的界线就会形成大众通常所说的"外扩"现象。

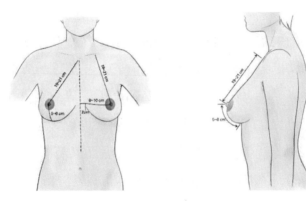

图 56　乳房比例示意图

最后，问题又回来了，完美的乳房到底应该多大呢？有学者统计得出了一个精确的计算公式：

乳房体积 = 胸骨切迹到乳头距离$^{1.103}$ × 两乳头距离$^{0.811}$

当然，这仅仅是一个计算公式，又有哪位女性的乳房是按照公式长的呢？根据统计，中国女性乳房平均体积在 250 毫升左右。如果你在家迫不及待地想给自己评测一下，可以接满一盆水，然后俯身将乳房浸入，量一下溢出的水就可以知道体积哦。

（郑少嵩　亓发芝）

百变乳房

隆乳的方式你了解吗？

随着时代的发展，人们对于美的追求虽然发生了翻天覆地的变化，但对于丰满挺拔的乳房外形的期待却从未改变。从19世纪末人们最早开始往乳房里填充材料，一直到今天，隆胸的手术方式和填充材料发生了巨大的变化：从巨创到微创，再到无创，从人工材料到自体脂肪。现在就带大家来了解一些安全而又有效的隆胸方式。

首先，当然是在隆胸界占据霸主地位的假体隆胸，那么假体里到底装着什么呢？最初，人们在假体中填充的是盐水。但因为它不够挺拔，又容易外渗，渐渐被硅凝胶假体取代。现在的假体使用的是高内聚的硅凝胶，能在保证柔软手感的同时保持挺拔的形状，即使外壳破裂，里面的硅凝胶也不会流出来。假体隆胸是将人工乳房假体通过手术切口植入胸大肌后间隙或乳房后间隙，以增大乳房的体积。而手术切口通常选择在能隐蔽手术痕迹的区域，如腋窝切口，位于腋窝毛发覆盖区；乳晕切口，位于乳晕与皮肤交界处；乳房下皱襞切口，位于乳房与胸壁交界的皱褶处。假体隆胸的优点包括一次完成、胸型挺拔、手术时间短、术后效果立竿见影等。根据不同的乳房基础条件，选择不同形状和大小的假体，植入不同的层次，一般均能达到理想的效果。但有极个别者可能会因过度的异物反应，在假体植入后一段时间产生包膜挛缩的问题。

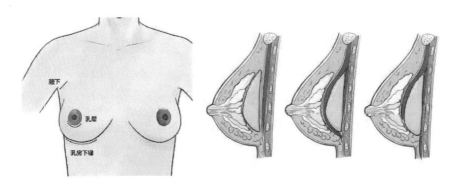

图 57　假体隆胸

在 20 世纪 90 年代，由于注射隆胸的微创和便捷，奥美定（聚丙烯酰胺水凝胶）注射隆胸在我国风靡一时。但后经证实，奥美定可能对人体产生危害，因而被禁用。自体脂肪隆胸取材安全，术后手感良好，近年来在世界各地广受欢迎。自体脂肪隆胸是从身体脂肪较为丰厚的部位（如腹部、大腿或臀部等）吸取多余的脂肪，经过提纯、净化等处理，获得脂肪颗粒，通过微创的方法注射到乳房。通俗地说，就是把身体多余的肥肉移植到乳房，变废为宝，一举两得，在丰胸的同时，又达到了减肥塑身的目的。这种方法的优点包括，填充材料来源于自体的脂肪，更加安全；术后手感柔软，形态自然；手术切口小而隐蔽；术后恢复快。但是，该方法也有显

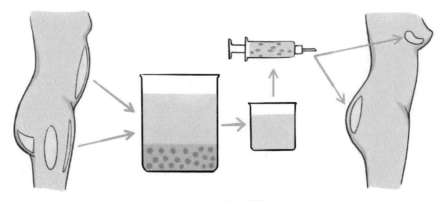

图 58　自体脂肪隆胸

而易见的缺点，主要是自体脂肪不可能全部存活，很大一部分会被身体吸收，自体脂肪移植吸收率在 50% 左右。吸收率受到多种因素的影响而存在差异。对于乳房较小的女性，通常需要 2~4 次手术才能达到理想的效果。倘若一次注射量过大，移植的脂肪不能得到充分的血液供应而发生液化，容易形成硬结等。对于身形瘦小的女性，由于皮下脂肪较少，也难以获取足够的脂肪进行乳房填充。

（郑少嬲　亓发芝）

胸大也可以治

对于"隆胸"，人们司空见惯，街头巷尾到处是丰胸的广告。而对于"缩乳"，很多人不了解，也不能理解，难道还有女生嫌自己的胸大？看看下面这张图，或许你会有点理解"大胸"女生的烦恼。试想胸前无时无刻不坠着两颗大西瓜，那沉重的负担啊，着实让人觉得直不起腰，喘不过气。

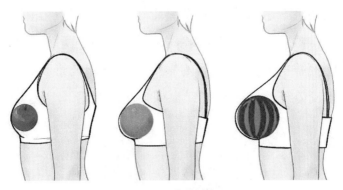

图 59　巨乳示意图

在医学上，巨乳症又称"乳房肥大"或"巨乳房"，是指女性乳房过度发育，腺体及脂肪组织对雌激素、孕激素异常敏感所导致的过度增生，体积超常。此外，巨乳症患者还伴有明显的躯体失调。乳房过大可造成胸部压迫感，且易导致慢性乳房疼痛，颈、肩、背部酸痛甚至脊柱侧弯等，乳房下皮肤易出现湿疹、糜烂或溃疡等。巨乳症不仅给患者的生活带来诸多不便，而且巨乳症患者可能会因体型欠美观而产生尴尬、自卑和逃避社交等负面心理状态，严重影响了身心健康。

巨乳症应该如何治疗呢？整形外科医生有办法，胸部不仅可以变大，还能缩小。首先常规进行乳房检查，包括 B 超和磁共振等，通过这些检查评估是脂肪型、腺体型还是脂肪腺体混合型的乳房，且排除肿瘤性疾病。不同类型的乳房，手术方法也有所不同。

（1）抽吸法乳房缩小术。对于乳房肥大是以脂肪型为主，且不伴有严重的乳房下垂的患者，可以采用脂肪抽吸的方法。该方法的优点是手术切口小且隐蔽，容易达到双侧对称，最大限度保留了乳房的结构，对哺乳的功能影响较小。但是效果有限，不适合巨型的乳房和严重下垂的乳房。

（2）垂直切口乳房缩小术。这是近年来应用最广泛的一种手术方式。通过一系列的切口设计，切开乳晕周围组织，将保留血运以及感觉神经的乳头乳晕复合体游离出来，在乳房下方切除多余的乳腺组织，重排塑形腺体，解决乳房肥大、下垂及乳头移位的问题，使乳房重塑挺拔的外形。术后的瘢痕类似棒棒糖形状，俗称"棒棒糖"法，相较传统的倒 T 形切口，瘢痕小且隐蔽，恢复快。

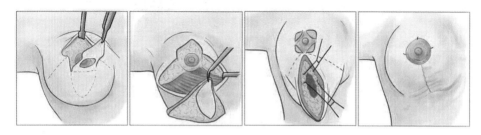

图 60　垂直切口乳房缩小术

（3）双环形切口乳房缩小术。通过环乳晕的两圈切口切开，去除多余的皮肤，并在乳房下方对腺体进行折叠塑形，重塑乳房的外形，最后将两圈切口收紧缝合。术后瘢痕为环绕乳晕的一圈，利用乳晕与周围皮肤的色差隐藏瘢痕，起到良好的视觉效果。但该术式无法去除过多松弛的皮肤，且腺体的去除量也有限，不适合巨型的乳房和严重下垂的乳房。

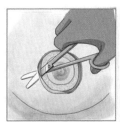 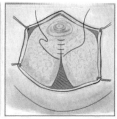 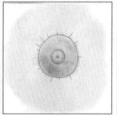 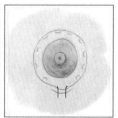

图61 双环形切口乳房缩小术

巨乳缩小整形手术的方法有多种，通常需根据乳房的不同实际情况进行选择，也可将不同的方法进行结合。

（郑少鸢 亓发芝）

乳房提起来，挺美

对于妊娠和哺乳后的女性，我们最常听到的一句抱怨是"垂了"。"垂了"？什么"垂了"？原来是乳房下垂了！妊娠期女性的乳房在雌激素和孕激素的刺激下逐渐增大，乳腺导管和腺泡增生增多，脂肪含量增加，为产后哺育宝宝准备了满满粮仓。而在哺乳结束后，女性体内的雌激素和孕激素会迅速下降，乳房变小，腺体萎缩，乳房皮肤逐渐松弛，乳房就像泄了气的气球，同时在不可抗拒的重力作用下，渐渐地，乳房就表现出了"垂头丧气"的样子。

以上过程听起来多么令人沮丧。但是，等一下，我还有一个疑问：乳房是不是真的垂了呢？我们不妨科学地测量一下。在学术的说法中，根据乳头和乳房下皱襞的关系分为假性下垂和真性下垂。

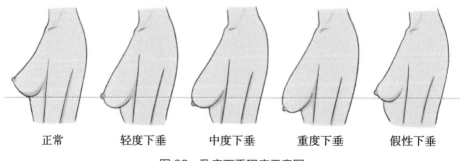

正常　　　轻度下垂　　　中度下垂　　　重度下垂　　　假性下垂

图 62　乳房下垂程度示意图

假性下垂，乳头位于乳房下皱襞水平或皱襞上方，乳房皮肤松弛，呈袋状下垂。真性下垂又分为：Ⅰ度下垂，乳头低于乳房下皱襞1厘米内，高于乳房体最低点；Ⅱ度下垂，乳头低于乳房下皱襞3厘米内，高于乳房体最低点；Ⅲ度下垂，乳头下垂超过乳房下皱襞下3厘米，或位于乳房体最低点。

当乳房完成了哺育宝宝的历史使命后，发生真性下垂也并不可怕，这是一种正常的生理现象。我们可以根据皮肤松弛和乳房下垂的情况来进行适当的矫正。对于轻度的皮肤松弛和乳房下垂，并伴有腺体萎缩，我们可以采用自体脂肪移植或者植入乳房假体的方法，恢复乳房丰满挺拔的外形。对于皮肤松弛较严重的情况，则需要去除多余的皮肤，并将松垮的腺体进行塑形，将乳头乳晕上移到新的高度，形成新的乳房外形。对于皮肤松弛严重，伴有腺体肥大下垂的情况，在去除多余皮肤的同时，需去除部分肥厚的腺体并进行塑形，重新定位乳头高度，形成精致挺拔的乳房外形，这种术式尤其适合产前即为大胸的女性，不仅可以给胸部减负，日后也能够轻盈地抬头挺胸，一举两得。

虽然乳房下垂的手术矫正方法有多种，但是最终还需根据乳房皮肤松弛的程度、乳房腺体量的多少和女性的预期与意愿来决定。道路千万条，安全有效第一条。

（郑少鸢　亓发芝）

失去的乳房，我们帮你造回来

近年来，乳腺癌已经成为威胁我国乃至全球女性健康的头号杀手，且发病呈现年轻化的趋势。在人们传统的印象中，得了乳腺癌就意味着失去乳房，"保命"还是"保乳房"似乎成了一道难以抉择的单选题。随着医学研究的发展，乳腺癌的综合治疗早已取得重大的突破，在保证肿瘤学安全性的前提下，可以最大限度地保持或修复乳房的形态。"保命"和"保乳房"这道选择题，我们可以双选。乳房再造术担负起了保护女性身心健康的重大使命。

什么是乳房再造术呢？乳房再造术是通过一系列手术方式，帮助失去乳房的患者再造一个或一对新乳房。用什么材料进行乳房再造呢？乳房再造的手术方式包括乳房假体植入和自体组织移植两大类。

假体乳房再造，对于那些肿瘤没有累及乳房皮肤的患者，乳腺癌切除手术仅切除乳房的皮下腺体，从而保留完整的乳房皮肤，再将乳房假体植入，塑造出乳房的外形。就好比是把一个包子的馅儿挖掉，保留包子的面皮，而假体就充当了乳房新的"馅儿"被植入。对于那些肿瘤侵犯皮肤或可疑侵犯皮肤的患者，乳房的皮肤需要切除，剩余的皮肤无法完全覆盖乳房假体，这时，需要先在皮肤下埋入一个扩张器，通过定期往扩张器里注水，将皮肤撑大，以至于能够容纳乳房假体。然后通过第二次手术，将扩张器更换为假体。

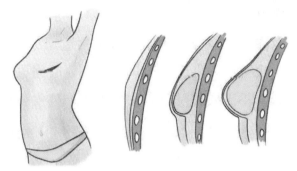

图 63　假体乳房再造示意图

自体组织乳房再造，是利用自体的组织移植进行乳房再造。将自体的腹部、背部或臀部等部位的皮肤、皮下组织和肌肉移植到乳房切除后的胸部缺损的部位，重新塑造一个有血有肉的乳房，即所谓的"拆东墙补西墙"。

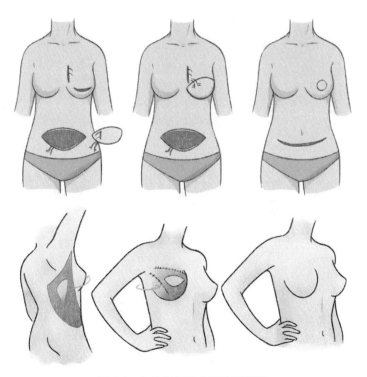

图 64　自体组织乳房再造示意图

对于那些乳房切除后胸部缺损范围较大且健康侧的乳房体积较大的患者，为了达到双侧乳房对称的目的，也可以将假体和自体组织联合进行乳房再造。

细心的你也许会问："乳头和乳晕如何再造呢？"可以在乳房再造的同时进行，也可以在乳房再造手术后一段时间进行。门诊局麻手术就可以完成，不需要住院。乳头可以用局部皮瓣再造，乳晕可以选择其他部位的皮肤移植，或通过文身的方法获得接近的颜色。

（郑少鸾　亓发芝）

"无法自拔"的乳头

乳头内陷是指有些女性的乳房虽然隆起，但乳头凹陷进乳房里。虽然两个小小的乳头并不能对乳房的外形起到决定性的作用，但它们的正常存在却对乳房的整体美观起到了画龙点睛的作用。还有，不要忘了，它们还肩负着哺喂后代的使命。凹陷的乳头容易藏污纳垢，并发感染，引起乳头和乳房的慢性炎症。乳头内陷是女性乳房常见的畸形症状之一，大约有 10%~20% 的女性有各种程度的乳头凹陷，通常为双侧，也可能仅发生在一侧。

乳头内陷的发病原因有先天性的，也有后天性的。先天性乳头内陷，主要原因是乳腺导管短缩、部分组织纤维化挛缩、乳头平滑肌发育不良。后天性乳头内陷（继发性乳头内陷），主要原因是乳头受乳腺内病理组织牵拉，多见于炎症、肿瘤和外伤后瘢痕收缩等情况。根据内陷的不同程度，可以分为 3 度。1 度：部分乳头内陷，乳头颈部存在，能轻易被挤出，挤出后乳头大小与常人相似；2 度：乳头完全凹陷于乳晕之中，但可用手挤出乳头，乳头较正常小，多半无乳头颈部；3 度：乳头完全埋在乳晕下方，无法使内陷乳头挤出。

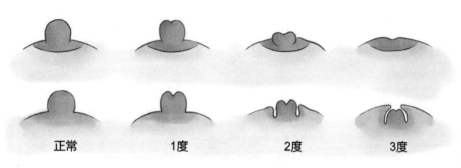

正常　　　　1度　　　　2度　　　　3度

图65　乳头内陷程度示意

发现乳头内陷，首先需要排除病理性原因。当排除了炎症、肿瘤等因素后，我们就可以放心大胆地寻求解决的办法啦。

（1）手法牵拉，适合于轻度乳头内陷。青春期是乳房发育的重要时期，也是纠正乳头内陷的重要时期。经常牵拉乳头，可以使乳头突出，乳腺导管、纤维条索及平滑肌伸展延长，但这需要较长的时间，循序渐进地进行，才能获得好的效果。

（2）吸引疗法，也适合于轻度内陷。与手法牵拉的作用原理相似，通过负压吸引装置，对内陷的乳头造成较持续和均衡的拉力。这种方法也需要较长的时间，通常需持续牵拉6~12个月。若以上方法无效，则需要考虑进行手术治疗。

（3）手术治疗，适合于轻、中、重度内陷，包括支架法矫正术

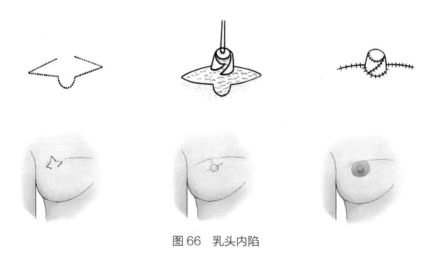

图66　乳头内陷

和切开法矫正术。①支架法矫正术：将凹陷的乳头通过钢丝固定于外支架，经过 3~6 个月的持续牵拉，达到延长乳头，矫正乳头内陷的目的。该方法不用在皮肤上做切口，不破坏乳腺导管，可以较好地保留哺乳功能和乳头的感觉。缺点是治疗时间较长，患者需要每个月来医院调整支架，可能引起生活不便，也存在一定的复发概率。②切开法矫正术：术中完全切断乳腺导管，充分松解凹陷乳头，设计组织瓣充填乳头根部组织缺损，以加强对乳头的支撑。对将来不考虑哺乳的女性，或局部炎症反复发作、瘢痕牵拉严重凹陷畸形的患者，可以采用这种方法。

（郑少嵩　亓发芝）

乳房整形的忧虑

乳房整形术后可以哺乳吗？

拥有完美胸型是每一位现代女性对形体美的追求，但她们又会更多地考虑乳房整形后会不会影响哺育后代的功能。

首先来了解一下"乳汁的生产运输链"。乳房内除了含有脂肪组织，起主要作用的乳房腺体由 15~20 个腺叶结构组成。每个腺叶分成许多腺小叶，腺小叶又由腺泡（分泌乳汁）组成。每个腺叶中有许多小乳管汇集成乳腺导管（输出乳汁的管道），以乳头为中心放射状排列，开口于乳头表面。这就形成了乳汁的生产运输线。那么，乳房整形会对这一生产运输线有影响吗？我们一一解答。

假体隆胸，乳房整形界的巨头。乳房假体到底装在了乳房的哪里呢？乳房假体一般放置于胸大肌后间隙或乳腺后间隙。近来新采用的双重平面植入法，是将假体部分放置在胸大肌后间隙，部分放置在乳腺后间隙，效果更为理想。可以看出，假体和乳房腺体压根就不在同一层次，它们之间还有重重阻隔。细心的你又要问了："那万一假体破了，会不会产生污染呢？"我们在前面的章节也提到过，现在的假体使用的是高内聚的硅凝胶，即使外壳破裂，里面的硅凝胶也不会流出来。更何况假体植入后会和身体产生反应，在周围生成一层包膜，严密地将假体包裹住，就算有东西流出，也会局限在包膜里，不会外溢。

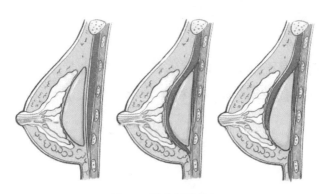

图 67　乳房假体植入

　　自体脂肪移植隆胸，是从自己身体脂肪较为丰厚的部位吸取多余的脂肪，经过提纯、净化等处理，获得脂肪颗粒，再注射到乳房。通常注射的位置在乳房的皮下，乳房后间隙以及胸大肌后间隙，并不是将脂肪打在乳房腺体内或乳管内。再说，脂肪本来就是乳房的主要组成成分——"自己人"，不必太担心啦。

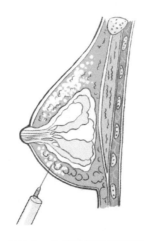

图 68　自体脂肪移植隆胸

　　既然"乳房增大术"不会影响哺乳，那么"乳房缩小整形术"会不会对哺乳有影响呢？客观地说，在乳房缩小整形术的众多术式中，除了抽吸术以外，其他术式均涉及环乳晕的切口（因为缩小乳房的同时通常都要缩小乳晕）。但医生在手术过程中通常都会遵循解剖结构的原理，最大化地保留哺乳功能。

　　总之，乳房整形手术后绝大部分是不影响哺乳功能的。但是，这是建立在使用正规合法的植入材料的基础上，以及正规专业的手术医生，通过科学的解剖结构和正确的手术方法来实施乳房整形手术。

（郑少嵩　亓发芝）

乳房整形术会增加患乳腺癌的风险吗?

乳房整形手术备受女性求美者青睐,但由于近年来乳腺癌高发和年轻化的趋势,想要做乳房整形的女性朋友,会有一个共同的顾虑:做了乳房整形手术,是否会增加患乳腺癌的风险。在乳房整形手术中,更令女性担心的因素增大性乳房整形,因为乳房增大的整形手术通常要在乳房里植入外来的材料,以达到增大体积的目的。而其他的乳房手术,比如乳房缩小整形术、乳头乳晕整形术等,都只是在自身原有的乳房上修修减减,并无大碍。

目前,对于乳房增大整形手术,最主流的方法包括乳房假体隆乳术、自体脂肪移植隆乳术。

首先看一下乳房假体是否会增加乳腺癌的患病风险。这个话题由来已久。假体的使用开始于西方。1992 年,美国食品药品监督管理局(Food and Drug Administration,FDA)以厂家提供的安全性数据不足为由要求暂停使用硅胶乳房假体,其间开展了一系列的回顾性研究及调查,最终的结论提示:假体隆胸手术不但不会增加乳腺癌患病风险,反而会降低乳腺癌患病风险。在 14 年后的 2006 年,硅胶乳房假体重新进入美国市场,直至今日仍然认为乳房假体不会增加乳腺癌患病风险。除了乳腺癌的顾虑,还有一个问题,是近些年来才逐渐引起关注的，就是乳房植入物相关间变性大细胞淋巴瘤（breast implant associated anaplastic large cell lymphoma, BIA-ALCL），最常见于使用假体美容或重建后平均 8~10 年，常表现为自发假体周围积液或包膜肿块。BIA-ALCL 发生率约为假体隆乳者的 1/30 万。针对这个问题中华医学会整形外科分会发布中国专家共识提到：乳房假体相关间变性大细胞淋巴瘤是一种罕见的特定类型的淋巴瘤，而不是乳腺癌或乳腺肿瘤，BIA-ALCL 发病率极低，国内尚未见报道，目前认为总体上并不影响乳房假体的安全性。已经置入假体的患者无须过度担心，建议定期复查，如发现乳房肿大或肿块及其他异常情况应及时就诊。最后再强调一下，亚洲人的发病率远远低于欧美白人。

自体脂肪隆胸会不会引发乳腺癌？自体脂肪隆胸因为其手感真实、无须开刀、几乎没有瘢痕、效果持久、材料为自身脂肪且安全等一系列优点成了隆胸界的新宠儿。然而，也有发现个别脂肪隆胸后出现乳腺癌的病例，因此引发人们对自体脂肪隆胸诱发乳腺癌的顾虑。针对这个顾虑，有较多的体外研究、动物研究，在美国有学者回顾和随访了 2400 多例乳腺癌术后脂肪注射乳房再造的患者，结果显示脂肪移植不会导致乳腺癌的复发和转移。国际上很多的医学中心做了类似的临床研究都得出了相同的结论。

最后来谈谈一个已被严令禁用 10 余年的注射隆胸材料——奥美定。奥美定又称聚丙烯酰胺水凝胶，是一种无色透明柔软的有一定黏稠度的液体充填材料。奥美定作为液体注射充填材料，曾被誉为"人造脂肪"，风靡一时。但经过多年的应用，其出现许多并发症，如易感染性和易流动性，通过研究还发现其在人体内分解成单体之后，可对人体造成极大损害，能够影响人的神经系统，造成内分泌的紊乱，损伤肾脏，对生命循环系统造成伤害，并有致癌的危险。在数年间，几十万例的奥美定隆胸女性中，出现不同程度的并发症，如感染、注射物扩散、乳房变形等，严重者甚至被迫切除乳房。2006 年 4 月，国家食品药品监督管理局撤销了奥美定的医疗器械注册证，全面停止其生产、销售和使用。世界卫生组织已将这种物质列为可疑致癌物之一。

（郑少鹂　亓发芝）

不想要的"乳房"

乳房，女生的"骄傲"，男生的"焦虑"

常言道，男儿胸怀天下。但是，一些本应昂首挺胸、意气风发的男生却总是低头含胸，忧郁伤神。那么，问题出在了哪里？——竟然是这个"胸"。原来，在人群中有部分男性，尤其是肥胖的男性常发生乳房发育，女性般丰满的乳房常让他们感到羞愧和自卑，加上发育增生的乳房常伴随疼痛肿胀、乳头敏感等不适，身心的双重痛苦成了他们最大的困扰。

男性乳房发育症是一种男性常见病。绝大多数男性的乳腺组织仅由少数不发育的乳腺管及少量结缔组织构成，外表平坦。男性乳房发育症患者则表现为单侧或双侧乳房增大、突起，乳头增大等症状，呈女性乳房外貌。如果隆起的乳房主要由脂肪堆积而成，则为假性乳房发育，常见于肥胖的男性。

男性乳房发育是由体内雌激素增高或雄激素减少所导致的男性乳腺出现异常发育。可分为生理性、病理性、药物性和特发性四种。生理性的男性乳房发育是不同年龄段体内含有的雌激素高于雄激素所致。主要常见于三个时期：新生儿期、青春期及中年后期。病理性男性乳房发育症，常见于睾丸源性和肾上腺源性肿瘤、性机能低下性疾病（两性畸形、性激素不敏感综合征等）、肝硬化、甲

六、甲减等疾病。药物性男性乳房发育症是因为治疗其他疾病而使用了影响激素水平的药物，如雌激素、生长激素、非那雄胺、洋地黄、奥美拉唑等药物。特发性男性乳房发育是排除了药物诱发、并存疾病等原因，无明确病因的男性乳房发育。现有研究认为与类雌激素样化合物的环境污染物有一定相关性。

那么，遇到这样的情况应该如何处理呢？最为稳妥的办法是请专科医生进行体检，并进行性激素化验和乳房超声等检查，协助诊断，排除其他罕见疾病（如男性乳腺癌），并判断发育乳房的主要组成成分（腺体或脂肪）。对于能找到病因的患者，只要去除病因，如治疗肿瘤、停止相关药物服用，乳房发育增生的情况也会随之好转。

男性乳房发育的治疗方法主要包括药物治疗和手术治疗。药物治疗是使用抑制雌激素的相关药物，使乳腺组织消退。手术治疗是男性乳房发育确切而高效的治疗手段，而手术追寻的目标是微创。目前主流的手术方法包括：抽吸术、小切口腺体切除术和腔镜下腺体切除术。

（1）抽吸术利用和抽脂术一样的原理，进行脂肪和少部分腺体的负压抽吸，能够很大程度地改善男性乳房发育的外观，尤其适用于脂肪为主要组成结构的男性乳房发育患者。

（2）小切口腺体切除术，通常选用乳晕下半环形切口进行腺体的切除，能够隐蔽瘢痕，对于抽吸术无法彻底治疗的患者能够进一步改善外形，对腺体为主要组成结构的男性乳房发育患者更为有效。

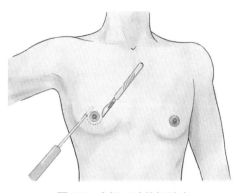

图69　小切口腺体切除术

（3）腔镜下腺体切除术，通常是在侧胸部或腋窝开一到两个小切口，置入内窥镜和手术器械，通过电视屏幕观察和操作手术，也能起到彻底切除腺体，改善乳房外形的目的。该手术方法的优点是术后瘢痕小。目前也有医生采用微创旋切技术对发育的男性乳腺进行切除，它的原理类似于腔镜下腺体切除术，只是将内窥镜换成了超声探头。

对于部分严重的男性乳房发育症患者，常伴有明显的乳房下垂和皮肤松弛，单纯微创手术无法达到满意的治疗效果，需要对多余的松弛皮肤进行去除和修饰。

男性乳房发育症是男性乳房疾病谱中最高发的疾病，许多男性因为羞于表达自己身体的差异所带来的困扰，更多表现在心理上而非身体上，积极的治疗可以拥有健美的胸肌形态，展现自信的风采。

（郑少鸾　亓发芝）

乳房也分"正副"吗？

夏日的凉风与性感的小背心勾勒出每位女生对夏日的美好遐想，然而部分女生会发现小背心的下面，也就是腋下，却有坨烦人的小肉肉，大煞风景，这坨小肉肉减肥减不掉，文胸罩不住，有时候还会令人痛得打滚，一查才发现原来是副乳。

副乳在医学上称为"副乳腺"或者"副乳房"，是一种常见的乳房发育畸形。人类在母体内胚胎时期存在有 6~8 对乳腺始基，随着不断发育最后出生时只剩下胸前的一对乳房，其余均退化消失。如果发生其余乳腺没有退化或者退化不全的话，就会出现副乳。副乳指的是除了正常的一对乳房之外出现的多余乳房，一般沿着"乳线"分布。最常在腋窝周围被发现，也有发生在胸部正常乳房的上下、腹部和腹股沟等部位。

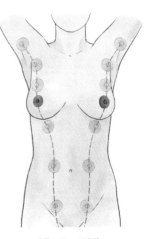

图 70　副乳

副乳的表现可有不同，常分为假性与真性两种。假性副乳仅存在有脂肪组织，为质软的"赘肉"，可因副乳腺体组织退化成脂肪组织形成，或者肥胖加上皮肤松弛形成。真性副乳，明显隆起，同时存在腺体组织，甚至还有乳头，在性激素变化时会有与乳房相似的周期性胀痛表现，伴有副乳头的在哺乳期可如同乳房一样分泌乳汁等。

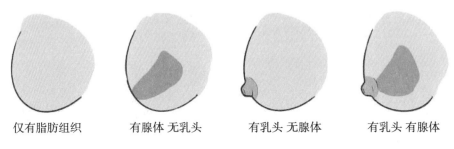

仅有脂肪组织　　有腺体 无乳头　　有乳头 无腺体　　有乳头 有腺体

图71　不同类型的副乳

　　副乳最常见于腋前部或乳房下方。常无意中发现自己的腋下鼓起一包块，平时松软，在月经前或月经期乳房胀痛的同时，腋部包块也胀痛。不少人误以为这是乳房长出的"肿瘤"转移到腋窝，殊不知其实是副乳。

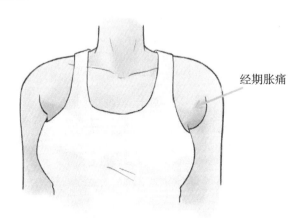

经期胀痛

图72　副乳也会经期胀痛

　　副乳需要去除吗？副乳作为多余的乳房，除了不美观以外，确实也有患病的可能。乳房可能出现的疾病，在副乳上均也有可能出现。大家熟悉的乳房疾病，如乳腺增生、乳腺纤维腺瘤、乳腺炎、乳腺癌等，对有副乳的人来说也需要注意防范。因此，如果有以下几种情况，建议尽早治疗：①可触及明显肿块，手法检查比较硬，怀疑恶变者；②胀痛、泌乳等症状明显，药物无法缓解者；③严重影响外观、社交活动及生活质量者。

副乳应该如何治疗呢？首先澄清，副乳无法用按摩、热敷或塑形文胸挤压的方式消除。想要解决副乳问题，目前只能通过手术。可以根据具体情况选择术式，常用的手术方法有两种：①副乳美容切除术，根据副乳位置选择周边隐蔽部位切口，完整切除隆起的皮肤、皮下乳腺组织和脂肪组织，留置负压引流管后加压包扎；②副乳抽吸术，用类似脂肪抽吸的方式，做小切口后进行抽吸，术后瘢痕最小化，恢复更快，甚至可同时进行腋臭抽吸手术。当然，目前还有一些比较少用的外科治疗方法，对于皮肤多余不明显的副乳采用真空负压旋切的方法、微波消融的方法也可以将副乳腺体去除，达到无手术瘢痕的目的。

（郑少鸾　亓发芝）

No. 1656804

处方笺

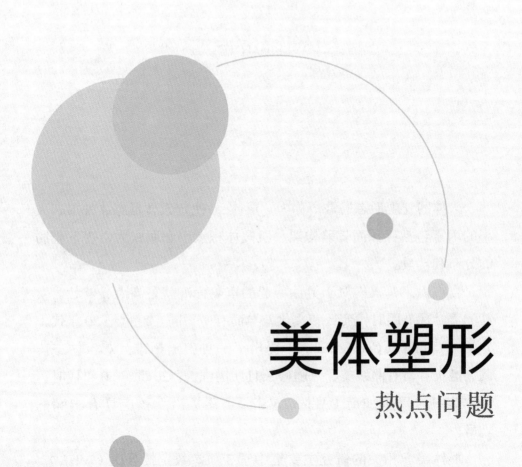

美体塑形
热点问题

医师：＿＿＿＿＿＿＿＿＿＿

临床名医的心血之作……

打造完美好身材

人体形态的美学

人体的外观形态通常俗称为"形体"。决定人体形态、外形、大小的因素包括：深面骨骼构架、肌肉体积大小和肌张力、皮下脂肪的分布和含量。

自古以来，人们对于男性普遍的审美标准就是高大、健壮。女性的美学标准因时代变迁和文化差异而有所不同。20世纪30年代，乔治·普雷蒂（George Pretty）提出了一种美学标准：女孩体态协调、健美且富有曲线美，双腿修长且肌肉强健。20世纪50年代时，阿尔韦托·巴尔加斯（Alberto Vargas）还提出女孩应具有丰满的乳房。

形体美学相关的研究主要集中于3项参数：腰臀比（WHR）、身体质量指数（BMI）和曲线度。

一些研究认为，最佳的腰臀比（腰围除以臀围）是0.7。女性雌激素具有促进脂肪在臀部堆积，避免脂肪在腹部堆积的作用，所以绝经前期女性的腰臀比要低于已绝经女性。

BMI（体重除以身高的平方）可作为全身脂肪比例的指标。女性BMI在20~25皆被视为正常。多项研究均表明，BMI为20的女性最具有吸引力。BMI正常的男性中，60岁前内脏肥胖的比例逐渐升高，这也是成年男性腹部体态隆起的主要原因。但 60 岁及以上男性内脏肥胖比例略有下降。在超重或肥胖的男性和女性中，内脏肥胖比例随年龄的增长呈进行性增加。

曲线度指的是女性具有沙漏般的身体弧度，即乳房和臀部相对丰满，而腰部相对纤细。这些线条包括"C"形曲线、"S"形曲线和"R"形曲线。

随着外科技术的发展，以及人们对具有既健美又有活力的体型的追求，近年来，精细体形雕刻术大受欢迎，且在女性患者中表现尤为突出。

需要注意的是，脂肪整形术只能对腹部皮下脂肪进行塑形，并不能解决由于腹壁肌肉力量薄弱或腹部内脏脂肪堆积而引起的腹部膨隆问题。因此，人们需要进行特殊的、有针对性的锻炼以增强腹壁强度，使腹部变得平坦，同时辅以脂肪整形术来减少顽固性的皮下脂肪堆积，才能有效地解决问题。

（杨君毅　项蕾红）

脂肪抽吸手术能够
改善哪些部位的脂肪堆积？

脂肪抽吸术是利用器械通过皮肤小切口进入皮下脂肪层，用负压将脂肪吸附于抽脂器械的小孔中，通过来回抽动将脂肪大团块搅碎后，将脂肪碎块抽吸出以达到去除脂肪的方法，其目的是改善体形和医治肥胖所造成的功能障碍。

常见的抽吸部位为面部、双下巴、四肢、背部、上下腹部、侧腰、上臀等脂肪堆积处。对于女性而言，下腹部及侧腰部以及双下巴是最常见的脂肪堆积部位，因为这些部位的脂肪大多为静止状态，很难通过运动或节食减掉，而吸脂术的直接去除是最有效的处理方法。

求美者需要特别注意的是，不应追求"一次到位"而过度吸脂，通常一次脂肪的抽吸量小于 3000 毫升为正常，在需要去除的脂肪量远超此安全值时，建议分部位、分阶段进行。过量吸脂可能引起人体内体液、电解质、蛋白等的大量丢失，超过机体的耐受能力，甚至引发大量失血、失液，引起休克、感染等严重并发症而危及生命。此外，局部区域吸脂过量也容易导致凹凸不平，甚至破坏皮下血管网导致局部皮肤缺血坏死，且多见于躯干四肢部位。

（杨君毅　项蕾红）

抽脂后体重会变轻，
皮肤会松弛和凹凸不平吗？

先给大家明确一个概念：抽脂过后会变瘦，但由于抽取的油脂很轻，所以体重不会改变太大，最终的效果是"看起来瘦"。

25~35岁年龄段人群的抽脂手术效果通常较理想，即使在抽脂后体重再次增加，抽脂部位脂肪再次蓄积的可能性也不大（暴饮暴食例外）。同时，此年龄段皮肤弹性非常好，抽脂后皮肤会迅速回缩，不容易留下皮肤皱纹。

35岁以上的求美者，由于激素水平的变化及地心引力的长期作用，皮肤本身即存在一定程度的松弛和老化。这类求美者术后的皮肤弹性回缩会小于年轻人群，因此适量的抽脂是非常必要的，辅以有效的加压包扎、弹力衣物的合理应用，可以最大限度地减少松弛的出现。

特别肥胖的患者经过大量抽脂后，皮下脂肪不足以支撑表面皮肤时即会出现一定程度的松弛，而严重的松弛就需要进行腹壁整形术来去除多余皮肤并提紧腹部。

需要注意的是，适量抽脂和过量抽脂没有明确的界定值，这就需要求美者对于术后效果有着正确的追求而不偏激，结合手术医师的操作及经验判断来共同把控。

多种影响因素均可能导致术后局部不平整的表现，如肿胀液注射不均匀导致术区各部位肿胀程度不同、手术中局部出血形成血肿、吸脂区下方肌肉韧带及骨骼等不平整、术后加压包扎力度不均、术后局部血肿残留、皮下瘢痕形成及后期收缩不平衡等。但是，求美者不必过分担心这些早期存在的不平整现象，术后坚持穿弹力束身衣（推荐 1~3 月），早期适当按摩，可在 1~3 个月自行恢复平整。重度的不平整在术后 3~6 个月后仍不能恢复，也可通过再次局部精细抽脂修整到位。

（杨君毅　项蕾红）

射频溶脂、冷冻溶脂效果如何？

射频溶脂和冷冻溶脂目前主要作为脂肪抽吸术的辅助手段有一定量的应用，也可在局部小区域内单独使用。

射频溶脂的原理是利用射频波的热能对皮肤组织层次进行区域性加热，导致脂肪细胞发生凋亡，且射频波本身的能量能加速局部脂肪细胞的分解代谢，达到溶脂效果。冷冻溶脂的原理是利用皮下组织中的脂肪细胞脂肪酸丰富，对低温特别敏感，而相邻组织细胞对低温的敏感度低，即可在特定低温下（0~10℃）使脂肪细胞失活。

这两种技术都对相邻组织存在或多或少的影响，坏死消融的脂肪组织都需要自体吸收，因此不能作为大范围脂肪抽吸术的替代技术。而在颊部、下颌等小范围部位使用时，可以通过冷热效应及皮下组织的微损伤，刺激胶原物质的形成，具有一定程度的紧致作用，因而单独应用较多。

（杨君毅　项蕾红）

腹部皮肤松垂怎么办?

腹部皮肤松垂可以通过腹壁整形术来去除多余皮肤，如果同时存在皮下脂肪过多也可辅助进行脂肪抽吸来达到更好的效果。但应该注意的是，需判断是否存在腹腔内脂肪过多以及腹壁肌肉松弛等，这些情况下可能需要另外的手术辅助来达到更好的效果。

（杨君毅　项蕾红）

脂肪移植

脂肪移植有哪些应用？

中国人自古就以"天庭饱满，地阁方圆"为美。而面部凹陷造成的脸形棱角过于尖锐，会使人看起来凄苦、苍老和严肃。

对这些凹陷部位的填充有多种技术可以实现，其中脂肪颗粒游离移植是一种非常有效的方法。

可以从身上富含脂肪的部位，如腰部、腹部、大腿等部位吸取多余脂肪，经过静置或离析获取大量颗粒脂肪，甚至可以制成纳米脂肪、脂肪胶等脂肪副产品，注射到所需充填的部位，达到改善衰老面容，使面部年轻化的目的。临床也有进行脂肪隆胸及隆臀等来改善形体的应用。除此之外，脂肪移植也可用于难愈性创面、疤痕畸形改善等治疗。

脂肪游离移植最大的优势是，脂肪属于活性自体材料，无排异性，存活的脂肪可以终身存在于移植区。但是脂肪游离颗粒在填充注射后，需要一定时间才能建立起正常的存活环境，在此过程中有一部分脂肪颗粒可能发生液化而被机体吸收（比例为注射量的30%~50%），因而填充过程可能需要 2~3 次才能达到满意效果。

（杨君毅　项蕾红）

脂肪移植术后塑身衣需要穿多久？

医生会让每位受术者在抽脂后立即穿专业的弹力塑身衣，来帮助控制肿胀。抽脂后的 1~2 个月内要持续穿塑身衣，最好能穿 3 个月左右。

（杨君毅　项蕾红）

No. 1656804

处方笺

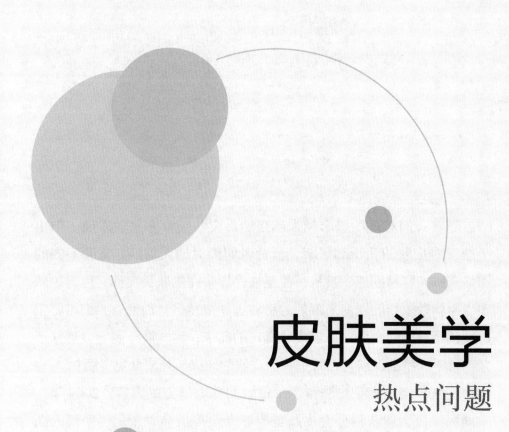

皮肤美学
热点问题

医师：＿＿＿＿＿＿＿＿＿＿

临床名医的心血之作……

皮肤科医生教你科学护肤

专属你的护肤方案:
皮肤类型与精准护肤(上)

　　随着人们对美的追求越来越强烈,皮肤美业亦蓬勃发展。但由于缺乏对皮肤的认识和了解,消费者们面对铺天盖地、良莠不齐的网络资讯,容易困惑、盲从,甚至被误导。在皮肤科门诊,因为护肤不当而导致皮肤问题前来就诊的患者也越来越多。因此,我们需要正确地认识自己的皮肤,了解皮肤真正的需求,因"肤"制宜,理性消费,科学、精准护肤,以维护我们皮肤的健康,让皮肤更美丽!

　　皮肤分类一直是皮肤科学工作者们着力研究的内容。2009 年,中国医师协会皮肤科分会皮肤美容业专业委员会颁布了《中国人面部皮肤分类与护肤指南》(以下简称《指南》),该《指南》参考了传统皮肤分类、Fitzpatrick 日光反应皮肤分类,以及 Baumann 皮肤分类,根据中国人面部皮肤特点,以皮肤水油比作为主要参数,色素、敏感性、皱纹和皮肤光反应作为次要分类参数,初步拟定了中国人面部皮肤分类标准及护肤指南。

　　主分类——水、油

　　根据皮肤角质层含水量和油脂分泌来判定。读者根据自身的主观感受即可初步判定，只有在临床研究、疾病状态、治疗观察时，才需要借助相关的皮肤检测仪。

表 1　皮肤分类（干性、油性）

	主观感受和外观	角质层含水量	皮脂分泌量
中性皮肤	皮肤紧致，有弹性，表面光滑润泽、细腻，标准的健康皮肤	正常（10%~20%）	适中
干性皮肤	皮肤干燥、脱屑，无光泽，肤色晦暗，易出现细小干纹	偏少（低于10%~20%）	少
油性皮肤	皮肤表面油腻，有光泽（甚至反光），毛孔粗大，易发生痤疮、毛囊炎	正常或减少	旺盛
混合性皮肤	一般指T区为油性皮肤，两颊为干性或中性皮肤		

次分类——敏感

敏感是指皮肤遇到外界刺激（冷、热、化妆品、酒精及药物等），容易出现红斑、丘疹、毛细血管扩张，伴或不伴瘙痒、刺痛、灼热、紧绷等症状，对普通化妆品耐受性差。有的敏感皮肤是先天的，而有的则是后天因素（比如不合理的护肤、不恰当的医美手段、糖皮质激素的滥用等）导致的。敏感皮肤可以是单纯的皮肤亚健康状态，也可以是某些皮肤病的伴随表现，比如玫瑰痤疮、特应性皮炎等。

临床上，我们根据皮肤对外界刺激及乳酸刺激试验反应将皮肤的敏感度分为四级。

表 2　皮肤分类（敏感度）

S0：不敏感	皮肤对外界刺激无反应；乳酸刺激试验0分
S1：轻度敏感	皮肤对外界刺激敏感，可耐受，短期自愈；乳酸刺激试验1分
S2：中度敏感	皮肤对外界刺激敏感，不易耐受，短期不自愈，但很少发生湿疹等变态反应性疾病；乳酸刺激试验2分
S3：高度敏感	皮肤对外界刺激反应明显，容易发生接触性皮炎、湿疹等变态反应性疾病；乳酸刺激试验3分

次分类——色素

中国人大多数为黄种人，容易出现深浅不一的色素沉着，常见的如黄褐斑、获得性太田痣、雀斑、炎症后色素沉着（比如痘印）等。

根据色素区域占面部皮肤的比例可以将皮肤色素沉着状况分为下列四级。

表 3　皮肤分类（色素沉着）

P0：无色素沉着	面部肤色均匀，无明显色素沉着
P1：轻度色素沉着	色素沉着少于面部 1/4，呈浅褐色；炎症及外伤后不宜留色素沉着
P2：中度色素沉着	色素沉着占面部 1/4~1/3，呈浅褐色到深褐色；炎症及外伤后可留色素沉着，消失较慢
P3：重度色素沉着	色素沉着大于面部 1/3，呈深褐色；炎症及外伤后易留色素沉着，且不易消失

次分类——皱纹

面部皮肤皱纹按产生的原因分为动力性和静止性皱纹两类。动力性皱纹是由表情肌收缩引起，如额纹、鱼尾纹等；静止性皱纹又称"重力性皱纹"，为皮下组织与肌肉萎缩，并加上重力所致，主要分布于眶周、颧弓、下颌和颈部。皮肤皱纹情况可分为四级。

表 4　皮肤分类（皱纹）

W0：无皱纹	没有皱纹，皮肤弹性和紧致度正常
W1：轻度皱纹	静止无皱纹，面部运动时有少许线条皱纹，皮肤弹性和紧致度略有降低
W2：中度皱纹	静止有浅细皱纹，面部运动有明显线条皱纹，皮肤松弛，弹性下降
W3：明显皱纹	静止可见粗深，明显粗大皱纹，皮肤明显松弛，缺乏弹性

次分类——日光反应

根据初夏上午 11 点日晒 1 小时后，皮肤出现晒红或晒黑反应分类，体现皮肤对日光的反应性。

表 5　皮肤分类（日光反应）

SR0：日光反应弱	皮肤日晒后既不易晒红也不易晒黑
SR1：易晒红	皮肤日晒后容易出现红斑，不易晒黑，基础肤色偏浅
SR2：易晒红和晒黑	皮肤日晒后既容易出现红斑又会晒黑，基础肤色偏浅褐色
SR3：易晒黑	皮肤日晒后容易晒黑，不易出现红斑，基础肤色偏深

（刘晔　项蕾红）

专属你的护肤方案：
皮肤类型与精准护肤（下）

在了解了自己的皮肤类型后，我们就可以有的放矢，选择合适的产品、步骤，进行有效、高效的护肤。然而，皮肤类型并非一成不变，而是会受年龄、季节、护肤习惯、生活作息等因素的影响而发生变化——你自己的感受就是最好的提示。

任何皮肤类型的日常护理，都离不开"清洁—保湿—防晒"这三部曲。大家可以根据自己皮肤的水油主分类，制订初步的护肤流程，以维护皮肤屏障的健康稳定；再根据敏感、色素、皱纹、日光反应的次分类，在产品或步骤上进一步优化，进行针对性的护理，达到锦上添花的效果。

基于水油皮肤类型的基础护肤

表6　基于水油皮肤类型的护肤策略

	清洁（适度，不过度）	保湿（补水＋锁水才是有效保湿）		防晒（无论四季阴晴、室内室外）
		补水	锁水	
油性皮肤	可选用有控油作用的、含保湿剂的洁面产品；用温水洁面	可选用收敛性或控油保湿类爽肤水，补充水分，去除多余油脂	选用质地轻薄的、控油保湿的乳剂、凝胶类护肤品	选用不含植物油、不含致粉刺配方的质地轻薄的防晒霜；化学防晒优先
干性皮肤	选用不含皂基的保湿型洁面产品；常温水洁面	选用保湿滋润的不含酒精的化妆水，充分补充外源性水分	选用强保湿剂或高油脂的霜类保湿剂	质地滋润的防晒霜，使用前做好保湿
中性皮肤	选用温和适中的洁面产品；常温水或温水洁面	根据皮肤状态选择适合的化妆水	根据肤感选择滋润的保湿剂	根据肤感选择合适防晒指数的防晒霜
混合型皮肤	可分区护理			

敏感型皮肤的护肤要点

敏感对于护肤而言，意味着尽量少折腾皮肤，尽量选择不含香精、不含酒精、不含色素的温和安全的护肤品。谨慎使用化学剥脱剂，如果酸、水杨酸类产品。需要提醒读者的是，"纯天然""纯植物"旗号，并不一定意味着对敏感肌百分百安全。

一些可能产生刺激反应的功效性成分，如A醇、烟酰胺，敏感肌可以低浓度、小面积使用，逐渐提升浓度和使用范围，让皮肤循序渐进地适应它们。

有皮肤屏障受损的人倾向于选择含有神经酰胺、胆固醇等类生理性脂质的保湿剂。

色素型皮肤的护肤要点

亚洲人追求皮肤的白皙无瑕。护肤品只能处理暗沉、轻微的表皮色素沉着，而对真皮色素沉着几乎无效。美白成分可通过干扰黑素合成、抑制黑素转运、加速黑素代谢等途径来实现美白皮肤。目前主流的美白成分有熊果苷、曲酸、间苯二酚衍生物、壬二酸、抗氧化剂（Vit C、Vit E 等）、烟酰胺、大豆、A 醇、果酸、水杨酸、一些植物提取物等。

切记，要美白，防晒是重中之重。

皱纹型皮肤的护肤要点

衰老是不可抗拒的自然规律。

有效的保湿可以缓解干性细纹。减少皱纹的最佳方法就是促进菲薄皮肤中胶原蛋白和弹性蛋白的再生。有假说认为，A 醇可能和维 A 酸一样，具备一定的胶原再生功效，这是 A 醇作为抗衰明星成分的理论基础。

预防大于治疗。对于已经形成的皱纹，护肤品显得力不从心，光电技术、肉毒素注射可能是更加有效的选择。

日光反应型皮肤的护理要点

防晒一直是皮肤科医生非常注重的话题，一方面紫外线是引起光老化的元凶，另一方面，日光能诱发或加重很多色素性、肿瘤性、过敏性皮肤病。

防晒遵循 ABC 的原则：A 是 Avoiding，规避性防晒，即在日晒强烈时避免长时间的户外活动；B 是 Blocking，遮挡，指利用遮阳伞、墨镜、帽子、长袖衣物等进行防晒；C 是 Cream，防晒霜，目前市面上的防晒霜基本上仅对紫外线有防护作用，含物理防晒的防晒剂可能对其他波段光谱有一定的防护作用。

推荐选择既有 SPF（防 UVB 能力）又有 PA（防 UVA 能力）的防晒产品。

实际使用时，还受到产品光稳定性、气候条件、个人皮肤状况等多种因素影响，故一般建议每隔 2~3 小时补涂一次防晒霜，否则防晒效果会打折扣。

是否需要去角质？

正常的皮肤有周期性且非常"自律"的新陈代谢，从基底细胞层迁移到角质层需要 14 天，角质层脱落需要 14 天（这就是表皮自我更新需要 28 天的由来）。因此，正常皮肤，是不需要我们人为地去角质的。

对于容易长粉刺（闭口、黑头）的人来说，在医生的指导下使用果酸类产品，是比机械性地去角质更加安全有效的方法。

仍然要和读者们啰唆几句：

——切忌往脸上堆砌太多的护肤品，护肤品并非多多益善，更多时候，精简、精准才是理智的选择。

—— 一定要通过正规途径购买正规的产品。

——对护肤品要有合理的预期，维护皮肤屏障的稳定是护肤的基础也是核心，护肤品并不能解决我们所有的皮肤问题。

希望大家能正确认识自己的皮肤，并合理地爱护它。

（刘晔 项蕾红）

养儿防老，还是防晒防老?

你了解紫外线吗?

紫外线按波长可以分为长波紫外线（UVA，315~400 纳米）、中波紫外线（UVB，290~315 纳米），以及短波紫外线（UVC，200~290 纳米）。但 UVC 可以被臭氧层完全吸收，到达不了地面，因此对我们的皮肤造成损伤的主要是 UVA 和 UVB。UVB 的波长短于 UVA，其穿透力也较 UVA 更弱。UVB 可以到达皮肤的真皮浅层，主要引起皮肤晒伤、红斑、水疱等；而 UVA 可以深入皮肤的真皮层，主要引起皮肤晒黑、老化、皱纹、皮肤松弛等。

短期的紫外线照射可以造成晒伤、晒斑和晒黑；长期的紫外线照射可以导致光老化甚至于皮肤肿瘤的发生。

防晒法则

在外出前提前 15 分钟涂抹防晒霜，除了使用防晒霜外，应当尽量避免在上午 10 点至下午 4 点之间直接接触阳光照射，不论外出还是在室内都应尽量寻找阴凉处，避免阳光的直射。应尽量穿长袖衣服、戴宽边帽子和太阳镜并打伞。

防晒霜的标识你读懂了吗？

防晒霜上通常都标有 SPF 和 PA 值，一些欧美的品牌中也常见到标有 BROAD SPECTRUM（广谱）。那么它们都代表着什么意思呢？

SPF 的全称是 Sun Protection Factor，即防晒系数，主要代表的是对 UVB 的防护能力，即在同等的条件和正确使用的情况下，产生相同的红斑。使用 SPF15 的防晒产品后，在日光下的暴露时间是未使用防晒产品的 15 倍；以此类推，SPF50 是未使用防晒产品的 50 倍。

PA 值主要代表对 UVA 防护的级别，+ 号越多代表防护等级越高。

广谱表示该防晒霜对 UVA 和 UVB 的防护效果都很充分。

防水的防晒霜会标识 WATER RESISTANT（40 分钟）或 WATER RESISTANT（80 分钟）。

我们在选择防晒霜时应选择具有广谱标识或同时标有合适的 SPF 值和 PA 强度的防晒霜。日常工作生活的人群，建议选择 SPF30+ 的防晒霜；如果要在户外游泳或者经常出汗，需要使用防水的防晒霜。同时，我们也应根据自己的肤质选择合适的防晒霜，如果是油性皮肤，应当选择不致粉刺的防晒霜；如果是干性肌肤，应当选择具有保湿效果的防晒霜；如果是敏感性肌肤，应该选择主要成分是氧化锌、二氧化钛的物理性防晒霜。

防晒霜你用对了吗？

一些患者会抱怨自己每天都有在涂抹防晒霜，为什么还是晒伤晒黑了呢？这可能是因为防晒霜的使用方法不对。防晒霜的涂抹首先需要达到一定的剂量，即 2 毫克 / 平方厘米。但一些研究显示，大部分人在使用防晒霜时，剂量只达到了标准剂量 2 毫克 / 平方厘米的 20% 至 50%。这就意味着 SPF 值在下降，比如原来使用的是

SPF30 的产品，涂抹使用的量仅为标准剂量的一半时，最后的防晒效果相当于只使用了 SPF15 或者更低的产品。因此，涂抹足量的防晒霜才能做到有效防晒，同时，建议每隔 2~3 小时补涂防晒霜。

防晒衣你选对了吗？

在购买防晒衣时，要注意标签上的紫外线防护系数即 UPF（Ultraviolet Protection Factor）值。美国对 UPF 标识定义为 UPF40+~50+，表示该防晒衣有非常好的紫外线防护效果。如果没有 UPF 值参考时，应尽可能地选择颜色深、编织得紧的衣服防晒。

儿童应当怎样防晒？

目前还没有研究证明 6 个月以内的婴儿可以使用防晒霜。6 个月以上的儿童可以使用以钛和氧化锌作为主要成分的物理防晒霜，并可以通过衣物、帽子、伞等进行防晒。

晒伤后的补救小贴士

（1）冰敷：尽快用冰水湿敷，最好用冰水浸湿 3~5 块纱布，贴于晒伤处皮肤进行冷敷，每天 3 次，每次 30 分钟。

（2）修复：选用具有一定保湿、修复皮肤屏障功能的功能性护肤品，涂于患处。

如有明显水疱、红肿、疼痛，应尽快请专业皮肤科医生诊治。

（张成锋）

万物生长都靠它，它却让我变老了？

什么是健康美丽的皮肤？

著名皮肤科专家朱学骏教授就曾提出健康肌肤的"4S"标准，即光滑（Smooth）、柔软（Soft）、有光泽（Shining）、美感（Sexy）。爱美之心人皆有之，拥有 4S 级健康美丽的肌肤，是我们不懈的追求。皮肤是人体最大的器官，是我们身体的一面镜子，皮肤的逐渐老化成为人体衰老过程中的一个最直接的体现。

万物生长都靠它，它却让我变老了？！

皮肤老化除了"岁月催人老"的内源性自然衰老外，如果不注意呵护，再年轻的肌肤在多种外界环境因素（如紫外线照射、污染等）和生活习惯（熬夜、压力等）的影响下，皮肤衰老问题也会接踵而至。其中，光老化是皮肤外源性衰老最主要的形式。

日光是我们地球万物生长的源泉，近年来随着大气中臭氧层的破坏和人们生活方式的改变如过度日光浴等，皮肤接受紫外线照射逐渐增加。长期的紫外线作用可以引起皮肤光老化，表现为皮肤粗糙、皱纹增多、松弛、暗沉、发红等，影响我们的容貌。因此，减少日光过度暴露，防晒是皮肤抗衰的第一步。

那些关于防晒的误区

误区一：只有夏天、晴天需要防晒，冬季、阴天可以不防晒

防晒是我们一年四季都必须做的事情。虽然在清晨和傍晚、冬季，以及荫蔽处，中波紫外线 UVB 强度减弱，但是引起皮肤光老化的主要元凶长波紫外线 UVA，不论春夏秋冬，常年存在，并存在于整个白天，从黎明到黄昏。此外，阴天仍然有紫外线的辐射，约为晴天辐射量的 20%~80%，而且通过云雾的散射，反而可以增加紫外线的辐射量。可见，不管春夏秋冬、晴天阴天，紫外线无处不在、无孔不入。尤其是下雪时，由于雪地反射紫外线，做好防晒更为重要。

误区二：出门要防晒，在室内不需要防晒

紫外线不仅仅在室外大太阳下存在，室内也可能有足以引起皮肤光老化的紫外线辐射。紫外线中的长波紫外线 UVA 穿透力极强，可以穿透大楼玻璃、汽车玻璃而进入室内、车内，因此，我们开车时、在室内办公或居家靠窗活动时，就需要注意防晒，涂防晒霜。此外，室内的日光灯、驱蚊灯，娱乐场所的霓虹灯光，包括家里用来消毒的紫外灯也包含紫外线，在这些情况下，也需要防晒。

误区三：脸上的油脂能抵抗紫外线，而且防晒霜会堵塞毛孔，痘痘肌不需要涂抹防晒霜

紫外线过度照射，不仅会刺激皮脂分泌更多油脂，也会加剧毛囊皮脂腺导管的角化，这些都会诱发和加重痤疮。此外，脸上的油脂经过紫外线照射后会形成过氧化物，对皮肤产生氧化应激性损伤，加剧皮肤光老化，也使油痘肌的面部皮肤看起来更为暗沉。因此，防晒也是痤疮治疗和预防的重要手段之一。油痘肌，可以选择相对清爽的、标识有无油配方、不致粉刺的防晒霜。

误区四：为了预防骨质疏松，我要多晒太阳，使用防晒剂，会使维生素 D 缺乏

维生素 D 对于预防骨质疏松至关重要。日光中的 UVB 可以促进人体维生素 D 的合成。现有研究结果表明，在相对较小的体表面积，获得 UVB 亚红斑照射量，即可完成皮肤维生素 D 的合成。多个研究显示，防晒剂的使用与维生素 D 缺乏没有明显关联。对于处于生长期需要较多维生素 D 的婴幼儿这类特殊人群来说，我国《皮肤防晒专家共识》中也指出，每天 1~3 次日光浴，避开紫外线最强的上午 10 点到下午 4 点，每次 10 分钟左右，即可满足 1 天维生素 D 的需要量。可见，皮肤也不需要那么多紫外线，日常防晒并不会导致维生素 D 缺乏，让我们放心地做防晒吧。

（任捷）

合理医美，锦上添花

激光在整形美容中的应用有哪些？

随着人们对医美的接受度越来越高，激光美容也越来越被大家接受和认可。然而，还是有很大一部分人从未接触过医美，对于激光抱有恐惧，在它的面前停下了变美的脚步。

激光在皮肤科的应用最早可以追溯到 20 世纪 60 年代，真正应用于皮肤美容临床则是在 20 世纪 80 年代，发展至今，激光技术已经可以很成熟地用于诊治疾病和皮肤美容治疗了。

激光可以改善哪些皮肤问题？

目前，激光技术主要可以用于改善或治愈色素问题、血管问题、毛发问题和肤质问题，通俗地讲就是可以帮助美白、淡斑、褪红、脱毛、嫩肤、紧肤等。激光可以治疗的常见色素问题有雀斑、咖啡斑、太田痣、雀斑样痣、脂溢性角化、黑子病等；血管问题有蜘蛛痣、樱桃状血管瘤、鲜红斑痣、毛细血管扩张等；皮肤毛发过多的状况也可以通过激光有效改善；皮肤松弛、皱纹、毛孔粗大等可以通过激光治疗改善或延缓加重。

激光是如何达到美容作用的?

这就不得不提到选择性光热原理了。我们皮肤组织中的三大靶色基主要是黑色素、水和血红蛋白，不同色基对光的吸收峰值是不一样的。那么，对于不同的皮肤问题和靶目标组织，我们就选择使用它们能多吸收的特定波长的激光就好了。

比如我们想治疗色素性疾病（如雀斑），那么靶目标就是黑色素，就可以选择一个对黑色素有很高的吸收率，而对血红蛋白和水吸收率较小的特定波长的激光。如此一来，皮肤黑色素减少，血红蛋白和水却基本保持不变，自然能达到淡斑的效果。

做激光美容有什么需要注意的吗?

首先，做激光美容是医疗行为，一定要在有资质的医疗场所进行。

其次，一定要保持合理的"追新"心态。中国患者肤色偏深，治疗中比浅肤色欧美患者更容易出现不良反应（如色素沉着），治疗参数的设置也是有差异的，所以当新的激光仪器刚进入我国时，大家一定要保持合理的"追新"心态，还是优选进入我国多年且具有丰富临床案例的激光仪器较好。

再次，皮肤美容诊疗过程中应该由医生判断确认何种皮肤问题后，才能制订合理的方案，而不是任凭求美者"点菜"。比如，热门的皮秒激光作为一种相对新型的祛斑技术，获得大量患者的关注。很多患者来门诊就诊的时候一开口就是"我要做皮秒激光"，而不是先让医生确诊何种色素问题，判断是否适合皮秒激光治疗，这样是不对的。很多患者都是多种皮肤问题同时出现，所以需要经验丰富的医生才能合理判断给出治疗的方案和顺序，否则很容易出现不良反应。

最后，需要补充一句，激光虽然在皮肤美容的应用上较为广泛，但作为一种医疗技术，还不能够让每位患者都获得百分百满意的疗效，所以在做激光美容时，大家一定要保持一个平和、理性的心态。

（钱辉）

IPL、OPT、AOPT、DPL、BBL……
一文让你读懂光子嫩肤

光子嫩肤可能是大多数人打开医美大门的首选入门级医疗美容项目。自 20 世纪 90 年代诞生后，光子嫩肤迅速被大众所接受，现已成为应用最广、最受欢迎的无创美容技术之一。

什么是光子嫩肤？

所谓的"光子嫩肤"，是我们对强脉冲光（Intense Pulsed Light，简称 IPL）的一种别称。强脉冲光并不是激光，而是一种以脉冲方式发射的宽光谱强光。问世 20 多年来，强脉冲光技术不断提升，市场上设备也琳琅满目。彩光、光子嫩肤，以及 OPT、AOPT、DPL、BBL，其实这些都属于 IPL 强脉冲光，相应有不同的代表设备。需要根据不同皮肤问题，经医生建议选择适合自己的治疗方案。

光子嫩肤有哪些治疗和美容效果？

前面我们提到了强脉冲光是一种宽谱光，它能覆盖我们皮肤三大靶点（黑素、血红蛋白、水）的能量吸收范围。其作用广泛，能淡化色斑、痘印、红血丝，改善皮肤纹理、毛孔粗大、细纹，提高皮肤光泽度，还能脱毛。因此，光子嫩肤不仅能改善很多皮肤问题，还可以通过长期治疗而延缓皮肤衰老。作为无创性医美项目，光子嫩肤操作时间短，治疗后反应轻，不影响正常生活工作，也被大家称为"午餐美容"。

光子嫩肤会使皮肤变薄、变敏感吗？

不会！光子嫩肤后，皮肤经皮水分丢失会略微增高，皮肤可能会有微红，尤其是治疗红血丝后，可能出现皮肤更红和轻度的水肿，但这些现象都是暂时的、轻微的，短时间内就会缓解消失。而且光子可以刺激皮肤成纤维细胞，促进胶原蛋白和弹力纤维产生，还能改善皮肤红血丝。可见，光子不会使皮肤变薄、变敏感，反而可以增强我们皮肤的厚度，修复皮肤敏感。

需要注意的是，光子嫩肤需要专业医生进行操作，具备光电知识的专业医生会根据每个人皮肤情况和问题进行量身定制，不正规的操作如能量偏高、治疗时机不恰当等，治疗效果不仅大不同，还会出现反效果。

光子嫩肤的疗效和安全性，不仅依赖专业的医生和正规的设备，术后正确的皮肤护理也很重要。虽然光子后没有休工期，不需要特殊的皮肤护理，但术后，尤其是治疗后第1-2天，也要注意保湿和防晒，避免使用含酸类、刺激性成分的产品。

光子嫩肤会产生依赖性吗？

不会！有些人认为，包括光子嫩肤在内的光电治疗，做了会上瘾，产生依赖性，一旦不做皮肤问题就会加重。

光子嫩肤本身并不具备依赖性，不会因为停止治疗而使皮肤问题比治疗前加重。我们知道，皮肤老化是个不可避免的过程。临床观察显示，长期做光子嫩肤，皮肤并没有出现不良反应，而且定期做光子嫩肤能延缓皮肤衰老的脚步。因此，不必担心光子嫩肤的安全性问题，停做光子嫩肤后皮肤衰老并不会加快，只是使皮肤慢慢回落到自然状态下衰老的节奏，但这并不是依赖现象。

（任捷）

皮秒激光有什么奇效?

爱美之心人皆有之,每个人都希望拥有光洁无瑕的皮肤,但是一般的美容护肤是无法祛除脸上的斑点的,只能靠化妆来遮瑕。近年来,激光美容以其疗效好、创伤小、恢复快、痛苦少等优点备受爱美者的青睐。而皮秒激光治疗能祛斑嫩肤,被称为"护肤黑科技"。那么,皮秒激光真的有这么神奇吗?

什么是皮秒?

皮秒是一个时间单位,1皮秒等于万亿分之一秒。严格来说,皮秒激光,它是一种技术。皮秒激光是由纳秒级的调Q激光发展而来的,比普通调Q激光快了10~100倍。那么,它到底有多快呢? 1秒 $=10^3$ 毫秒 $=10^6$ 微秒 $=10^9$ 纳秒 $=10^{12}$ 皮秒。

正所谓"天下武功唯快不破",皮秒激光就是在这样极短的时间内发射出脉冲激光。激光作用的时间越短,聚集的能量越大。皮秒激光主要包括755纳米、532纳米和1064纳米三种工作波长。越短的脉宽,光转化为热的效应越弱,几乎不产生光热效应,就越不容易向周围完好组织扩散,对靶组织的作用就越强,可以使色素性皮损在更短的治疗次数下,产生更强的疗效。因此,皮秒激光能量更强，治疗周期更短，效果更好，作用更安全。

1. 祛除色素速度快、效果好

皮肤上的斑点形成主要是由于局部的皮肤色素增加。然而，皮肤色素增加与很多因素有关，例如日晒、遗传、内分泌失调等。皮秒激光最大的优势就是爆破分解色素基团，它对黑色素导致的各种色斑都能有效分解，色素清除速度比传统激光更快，清除的黑色素颗粒更小，因而清除率高，祛斑效果好，而且能缩短治疗时间和疗程。皮秒激光治疗除了祛斑之外，对文身这种较难清除的痕迹也能"有所作为"。

2. 安全性较高，返黑风险较低

皮秒激光治疗并不破皮，不会产生伤口和真皮层的损伤，而且对皮肤产生热伤害的概率也更低，刺激黑色素再度活跃的风险也更低，所以不容易返黑。

1. 色素增加性疾病

皮秒激光对于雀斑、日光性黑子、太田痣等疾病疗效理想；对于咖啡斑等疾病有效，但仍有一定复发率；对于色素性毛表皮痣、瑞尔黑变病等疗效尚不确定，但可作为改善手段之一。

2. 嫩肤

皮肤老化，包括内源性和外源性两个方面，目前主要通过 755 纳米和 1064 纳米皮秒激光对面部进行年轻化治疗，改善皱纹，对于实现面部年轻化具有积极作用。

3. 瘢痕

瘢痕是人体皮肤创伤愈合形成的组织，可分为生理性瘢痕和病理性瘢痕，后者又可分为凹陷性瘢痕、萎缩性瘢痕、增生性瘢痕以及瘢痕疙瘩。对于病理性瘢痕尤其是痤疮凹陷性瘢痕的治疗，应用皮秒激光具有令人满意的效果。

4. 黄褐斑

目前 1064 纳米 Nd:YAG 皮秒激光和 755 纳米翠绿宝石皮秒激光均已用于黄褐斑的治疗，但目前尚无较为统一的治疗参数和疗程方案。因此，目前认为皮秒激光可作为黄褐斑治疗的辅助手段，而不能作为维持治疗的手段。

5. 文身

皮秒激光对几乎所有颜色的文身均有很好的祛除效果，多项研究均表明其治疗效果要好于 Q 开关纳秒激光。

皮秒激光虽然不能"包治百病"，但是的确能解决很多主要的美容问题。在爱美人士所关注的"红黑白嫩"四个方面，皮秒激光除了对"红"（血管问题）无能为力外，对其他的美容问题都有一定功效，特别是对"扫黄打黑"效果显著。

选择皮秒激光治疗有哪些注意事项？

1. 防晒

皮秒激光治疗前后 1 个月避免暴晒，治疗结束后建议持续使用防晒霜。

2. 术前治疗区皮肤清洁要彻底

皮秒激光治疗虽然组织热损伤较少，但是其瞬间功率极高，仍有可能会出现局部水肿、水疱、色素沉着甚至瘢痕等，所以术前一定要注意皮肤清洁，以免引发感染。皮秒激光治疗要在专业医生的操作下进行，选择适当的治疗参数，避免不良反应的发生和发展。

3. 术后注意保湿

皮秒激光治疗后可能会出现皮肤红斑、水肿等现象，术后要注意保湿，但治疗部位不能沾水，可以予以冷喷、冷敷或者冰敷。

4. 遵医嘱进行治疗

一定要遵医嘱进行治疗，如果出现水疱、色素沉着或者瘢痕时，专业的医生会对症进行修复、抗感染治疗。

5. 生活方式改善

治疗期间和术后戒烟戒酒、饮食均衡，不要吃辛辣刺激的食物。每天保持充足的睡眠，做好护肤和清洁，不要使用功效性过强的护肤品。

经过几十年的发展，皮秒激光技术已经取得显著的成就。相比纳秒激光技术，皮秒激光展现了其特殊的优势和奇效。未来，皮秒激光技术仍有巨大潜力可挖掘。虽然皮秒激光很神奇，但是它并不是万能的"神术"，专业性要求很高，不同类型的斑点使用的激光波长不同，因而一定要到专业医疗机构进行操作。我们在面对各种网络宣传信息时，务必要保持冷静和谨慎。事实上，皮秒激光治疗并不适合所有的皮肤问题，合理使用才能让自己更美丽。

（陈力）

文身有后悔药吗?

你是否曾因追求个性张扬的美，文下了彰显艺术的文身。但无论文身时的出发点怎样，最终 50% 左右的人都会觉得后悔，大部分人及其家属都希望能除掉文身。

那么，有什么方法能快速有效祛文身，还能很大程度避免疤痕呢?

让我们先看一个手背部文身的诊疗案例。

求美者资料:

一般情况: 25 岁，女，职业彩妆师。

病史: 右侧肩背曾于美容院进行文身，已 1 年，颜色偏蓝黑色，均匀，触诊无明显疤痕形成。

诊断:

1. 文身（业余文身）;

2. Ⅲ 型肤色。

治疗方案:

1. 健康教育: 避免使用一些容易出现明显不良反应的处理方法，如冷冻等。

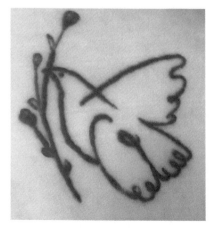

图 73　文身

2. 医美治疗：

（1）调 Q 激光治疗，每次间隔时间 3 个月，多次治疗；

（2）如果色素淡化或治疗干净后，遗留轻度疤痕，可以酌情考虑点阵激光帮助修复。

3. 医学护肤品辅助治疗：平时可以考虑遮瑕产品掩盖文身。

4. 激光治疗后的皮肤护理：每次激光术后痂皮掉前文身处不能碰水，可以涂抹一点消炎药避免感染发炎，此外一定要做好严格防晒等。

治疗文身的方法有哪些？

目前文身的治疗可以使用电灼、化学腐蚀、外科手术切除、调 Q 激光（694 纳米红宝石激光、755 纳米紫翠玉宝石激光、1064 纳米 Nd:YAG 激光等）、CO_2 激光等，这些方法都有效果。

为何优选激光治疗文身？

激光祛文身可以说是目前最普遍的祛文身方法。激光治疗仪器具有高度的目标性，其利用激光的选择性光热效应，使特定波长的激光能通过表皮层及真皮达到病变的色素组织，只对色素颗粒发挥作用，将色素颗粒击碎为极微小碎屑，通过皮肤脱痂排出，或是通过血液循环排出及细胞吞噬完成色素代谢，使得皮肤的表皮极少损伤甚至没有损伤。

激光祛文身对皮肤的纹理无明显的伤害，因此皮肤上很少会留疤痕，不同波长的激光还可以选择地吸收皮内的黑色、蓝色、绿色、红色、棕色、黄色等色素。

除非文身伴有并发症，如毛囊炎、皮炎等，否则治疗时都是首选激光治疗方法，如调 Q 激光。

激光治疗往往需要一定次数和时间，需要及时观察治疗反应及过程。同时，激光治疗也并非能百分百祛除文身，尤其是蓝色和黑色以外颜色的文身，甚至红色文身治疗后还可能导致变黑色的结果。因此，大家做文身治疗时，要理性对待治疗结果。

若不想接受激光治疗或者针对疗效不佳的文身，用遮瑕产品对文身进行遮盖，也是一个很不错的选择。

（钱辉）

激光脱毛是永久还是半永久的?

爱美之心人皆有之，当人们褪去厚重外套迎来裙摆飘飘的夏天，脱毛这件事也被提上日程。虽然在此之前，可能已经有很多人尝试用多种方法脱毛，比如使用脱毛膏或者刀刮等方式，但是毛发总是"春风吹又生"，长得也很快。

激光脱毛的原理

利用激光的选择性光热效应，使特定波长穿过表皮，直接照射毛囊和毛干部位，其中的黑色素会选择性地吸收光能并产生热量从而使毛囊被破坏，使毛干的生长受抑制。

激光脱毛会不会伤到汗腺? 做完后皮肤会不会特别干，不会再出汗了?

不会，毛囊和汗腺是两种不同的皮肤附属器，激光脱毛是让毛囊中有颜色的一部分选择性地吸收到激光，起到破坏毛囊的作用，但是并不会对汗腺产生破坏，所以做完治疗后可以正常排汗。

激光脱毛痛不痛？会不会灼伤皮肤？

做激光脱毛时，除了在操作的过程中可能会有轻度疼痛感，在做完之后，皮肤表面不会有任何的损伤。

相比蜜蜡脱毛或者贴纸脱毛一下子要把所有的毛都物理性地拔掉，激光脱毛的疼痛感是远不如这种物理的脱毛方式。激光脱毛的疼痛感主要来自激光造成的热效应，而这种热效应也不是在皮肤表面的，它通常是在皮肤下面的毛囊区域，并且只会产生局部的灼热感，一般就是感觉比较烫，但是并非疼痛感。

如果我们的毛发比较细软，或者在不太敏感的区域，比如上臂，那么几乎没有任何疼痛感；如果我们的毛发较粗大，或者在比较敏感的区域，比如口周或者腋下或者比基尼区域，那么疼痛感会强烈一点，但是也远远不可能达到不能耐受的程度。

激光脱毛对人体有什么不良反应？

可以放心，激光脱毛非常安全，它能让毛囊受损不再生长毛发，而对人体其他皮肤组织并不造成伤害。

激光脱毛需要几次？为何不能一次脱干净？

在讲这个话题之前，我们要先搞清楚毛发的生长规律。毛发的生长周期分为生长期、退行期、休止期三个阶段。激光脱毛是作用于生长期毛囊，而处于退行期及休止期的毛囊只能在转变为生长期时才会成为激光的靶点。激光脱毛一般需要6次，一月一次。

对于一些部位如腋下或者是比基尼部位，由于它的毛发比较粗，相对颜色比较深，所以这些位置做激光脱毛需要的次数比较少，一般来说3~5次就可以永久地脱掉了。

那么，对于一些细软毛发，毛囊里的颜色没有那么深，所以它需要的治疗次数反而多一些。在单次治疗之后，毛发的生长会明显变得特别的缓慢，它长出来的时间变得更慢了，而且长出来的密度也变得更稀了。

网购机器脱毛靠谱吗？

由于医美技术的不断进步，现在确实已经有了一些小型的激光仪器，可以在家进行脱毛的操作，但是往往由于它发射的能量较低，需要操作的次数会比医疗机构进行治疗的次数多得多，所以需要相对权衡选择一下。

激光脱毛是永久还是半永久？

效果会因人而异。一般来说，本身毛发就不多的人，做完几次之后毛发可能就不再长了。本身毛发比较旺盛的人，做完几次后毛发可能还会再长，但新生毛发会比以前稀疏而细软。

（黄淳韵）

面部抗衰设备哪家强？

皮肤的衰老不可避免，面部不同层次解剖结构的变化造成了肉眼可见的衰老外观。肤色、肤质的变化，色斑皱纹的出现，面颊松弛、口角下垂，甚至下颌线的模糊都让我们感受到青春的流逝。近年来，"抗衰"成了爱美人士越来越关注的话题。对于大多数求美者来说，非侵入性的紧肤美容技术因创伤和不良反应少而最受欢迎。然而，打着"抗衰"旗号的医学美容项目层出不穷，使得消费者眼花缭乱。每一项技术有什么优势，它们又是通过什么原理起到面部年轻化的作用呢？总体而言，这类设备工作的原理都是通过对皮肤及皮下组织的热效应，使得胶原变性收缩，重塑再生，达到紧致、提升的作用。按照设备的能量源，主要分为光、电、声三大类。这里为大家筛选了部分热门的抗衰设备进行简单介绍。

光

主要指激光、强脉冲光等光学技术。由于激光穿透深度有限，往往被用来解决表浅皮肤的问题，如色斑、红血丝、痘印痘坑、毛孔、皱纹等，同时由于它的光热效应，也有一定促进胶原新生的作用。

Fotona 4D: 本质是一台激光美容设备，它选取了波长较长的

2940 毫微米和 1064 毫微米双波段激光，具有 4 种治疗模式。在改善法令纹方面，它独创的口内操作是其不同于其他抗衰设备最重要的一点。适合短期内对法令纹、口周细纹、下颌线、双下巴有改善需求，希望通过无创手段减轻黑眼圈、眼袋、肤色暗沉的求美者。这项技术相对无创无痛，治疗过程以温热感为主。但由于激光本身的穿透深度有限，治疗效果维持时间较短，需要多次重复治疗。

电

主要是指射频设备，射频通过电流转换为热能产生作用。由于阻抗原理，射频相比激光能到达更深的皮肤组织，作用深度可达真皮层及浅筋膜层。我们熟悉的热玛吉、热拉提、黄金微针都属于射频设备。

（1）热玛吉（Thermage）：是一种有回路的单极射频，能够向皮肤深部穿透、加热，治疗深度可达 4.3 毫米，温度可达 55℃~65℃。治疗中高频电磁场能够刺激胶原纤维即刻收缩，并使胶原蛋白在之后的三到六个月持续增生。因此，做完热玛吉的求美者即刻就可以看到一定的紧致、提升作用，且在之后的三到六个月效果更加明显。一次治疗可达到平滑、紧致、塑形的效果，可用于面颈部、眼睑、腹部、四肢的紧肤治疗，被誉为射频紧致除皱的"金标准"。不过由于其治疗能量较强，产生热量较高，疼痛感还是让部分求美者望而却步。

（2）热拉提（ThermoLift）：是一种新型的紧肤除皱技术，它结合了无回路单极射频、双极射频技术，以及双聚能射频技术，在确保射频能量隔空加热的同时，每个射频波聚焦式聚集于皮下特定深度，热作用更精准，治疗时可灵活实现不同层次的自由切换。热拉提在治疗过程中舒适无痛感，术后无须停工，相对温和，多次治疗有叠加效应效果。热玛吉和热拉提总体而言适合初老人群，他们的松弛主要在浅部组织，胶原再生能力活跃。

（3）黄金微针：正式名称应该叫作"微针射频"，是一种双极射频技术。微针就是射频的电极，由于进入皮肤的深度可调，能量可以精准高效地传递到指定深度发挥作用，由此形成的反向热梯度，使表皮热损伤少、安全性高、恢复期短，治疗后色素沉着发生率也大大降低了。有了射频和微针的双重加持，黄金微针不但可以改善皮肤松弛、毛孔粗大，还可用于治疗痘印痘坑、痤疮疤痕。如果你想解决多种皮肤问题，比如皮肤油腻粗糙、痘痘、痘印频发，又想一并抗老的话，黄金微针是一个不错的选择，只是这也是一个需要敷麻药的疼痛项目。

声

高强度聚焦超声（HIFU）是紧肤技术的新成员。超声场使得组织振动，分子间产生摩擦，继而产生热量。聚焦超声的作用较之前两类设备更深，可达浅表肌腱膜系统（SMAS筋膜层），位置精确可控。

（1）超声刀：Ulthera® 微点聚焦超声治疗仪，又称"超声刀"，可以将高分辨率超声成像与超声治疗相结合，是发明最早、研究最多、案例最丰富的一种强聚焦超声紧肤设备。超声刀作用在SMAS筋膜层，可使组织局部温度达60℃~70℃，从而产生一个个微小的热凝固点，使各层组织产生凝固收缩。美国食品药品监督管理局（FDA）批准其用于提拉眉部、改善松弛的颈部和双下巴并改善前胸细纹及皱纹。虽然超声刀已在国外上市多年，但其目前尚未取得国内认证，相信在不久的将来，会和各位求美者见面。

（2）超声炮：和经典的超声刀一样都采用聚焦超声技术，不同之处在于，除了"刀头"外，超声炮还多了一组新的治疗头，能把超声波的能量集中在一个比较大的面上，这组超声治疗头俗称"炮头"。"炮头"通过模糊聚焦，增大作用面积，将作用"点"变为"面"，降低治疗区域的能量密度，使热作用更均匀温和，从而降低治疗时的疼痛感。

爱美的你是不是对每一个抗衰新手段都充满好奇？每个项目都有自己的优势和局限性，如果你有尝试的想法，请一定要到正规的医院找专业的医生进行评估和治疗。

（赵珏敏）

打了水光针，皮肤又水又光?

这几年最火的医美技术，莫过于水光针。据说，打完水光针之后皮肤又水又光，甚至"一针水光能抵得上一千张面膜"。下面我们就来聊一聊，水光针到底是什么。

水光针的原理：直接把营养物质打进皮肤里

水光治疗又称"中胚层治疗"，也称"美塑疗法"。水光针的名字源于所使用的设备，因注射时要借助专门的仪器"水光枪"，注射后能让皮肤变得水润、光亮而得名。

人的皮肤由外向内可分为表皮层、真皮层和皮下组织。一般我们使用的护肤品都只能停留在表皮层，进不了真皮层，所以很多时候效果都有限。

水光针是一种注射类的医美护肤疗法，利用循环负压吸起皮肤，通过空心微针将营养物质及药物，精准注入皮肤特定层次，有效补充透明质酸、多种维生素等营养物质，使皮肤变得水润光泽，改善皮肤衰老和暗沉，还能通过注入药物来治疗疾病，具有精准给药、促进再生、损伤轻微等优点。

水光针的类型有哪些？

水光针一般分为基础水光和功能性水光。基础水光只是具有补水功能，适合大干皮，但如果你想要改善其他的问题，就要配合功能性水光（也叫"动能素"），相当于补充精华素。

1. 基础水光

基础水光主要成分是水和透明质酸（非交联或微交联的玻尿酸）。透明质酸具有特殊的保水作用，是目前发现的自然界中保湿性最好的物质。水光针不仅能保持皮肤弹性，还能锁住大量水分子，使皮肤变得细腻、柔滑、白皙。

2. 功能性水光

功能性水光的成分有很多种，大多是一些营养元素，会给我们带来一些特定的效果，比如补水、收毛孔、修复、抗衰、美白等。常用成分如下。

（1）肉毒素：收缩毛孔，平滑肌肤，减少油脂分泌。

（2）维生素 C：美白，抗氧化，促进胶原蛋白合成。

（3）谷胱甘肽：美白，抗氧化，与维生素 C 有协同作用。

（4）氨甲环酸：美白淡斑，月经量少者慎用。

因此，你适合哪种水光针，主要看你需要改善哪些问题，并不是说成分越多越好。应针对自己的皮肤问题给予对症治疗，使用最少的药剂解决肌肤问题。

水光针的功效有哪些？

1. 强力补水

1 个分子的玻尿酸能结合 500~1000 个水分子，因此强力补水是水光针的首要作用。

2. 淡化黑色素和色斑

肤色暗沉和色斑是女性美肤的劲敌，水光针不仅可以强效代谢黑色素和色斑，同时还可以提亮肤色。

3. 改善肌肤的衰老问题

肌肤衰老多表现在松弛下垂、皱纹、粗糙、毛孔粗大、肤色暗沉等方面。对于这些肌肤衰老问题，水光针都能起到特别好的改善作用；如果按疗程治疗还能达到一个更完美的效果。

哪些人不能打水光针？

（1）孕期、妊娠、哺乳期妇女；备孕期不得添加肉毒素等成分。

（2）有严重基础性疾病的求美者，如：心脏病、糖尿病、肾脏疾病等。

（3）晒后人群或治疗后做不到严格防晒人群。

（4）服用阿司匹林等抗凝血药物时期。

（5）对复配成分有过敏反应者禁用。

（6）黄褐斑活跃期禁用。

（7）治疗区皮肤存在感染性炎症、病毒感染，如单纯疱疹、扁平疣、痤疮爆发期。

水光针注射的注意事项

针眼再小，也是破皮注射，所以水光针是有创的。出于安全和效果的考虑，需注意以下事项：

（1）水光针注射是医疗行为，一定要去正规的医疗机构进行。

（2）注射当天最好不要进行其他治疗，如果有其他治疗同时要进行，需事先告知医生。

（3）注射后，在施术部位可能出现局部红斑、淤青，一般24~48小时内会自行消失，若上诉症状持续3天以上，请联系医院进行复查。

（4）注射后 24 小时内避免自来水碰到注射部位。

（5）注射后，避免蒸桑拿、做剧烈运动等。

（6）注射后，严格防晒和保湿。

（陈力）

No. 1656804

处方笺

烧伤整形与
创面修复
热点问题

医师: _____

临床名医的心血之作……

"无瘢痕愈合"可以实现吗？

人类的历史是一部充满创伤的历史，而瘢痕是人类创伤修复的印记。从古至今，创伤与瘢痕伴随着狩猎、战争、卡介苗接种、生活意外、外科手术等人类活动不断发生。我国古典医籍对于瘢痕有丰富的记载，现代医学认为，伤口愈合中各种原因导致皮肤胶原合成与降解之间的平衡被破坏即可形成瘢痕。我们逐渐认识到一个"扎心"的事实：瘢痕是创伤修复的必然产物，创伤与瘢痕如影随形。

瘢痕是人类的"朋友"

在人类眼里，瘢痕是丑陋的，关节部位的瘢痕甚至可能影响我们的日常活动。但是，假如没有瘢痕，我们的伤口就无法愈合。换言之，瘢痕是大自然赋予我们的身体自我保护与修复的重要方式！

那么，伤口是怎样愈合的？瘢痕又是如何形成的呢？当伤口产生之后，我们的身体接收到"警报"，一场复杂又持久的"战役"就此拉开帷幕。

体内各个"部门"分工明确、各尽其责、团结协作。驻扎的守卫员（凝血系统）率先止血、形成血痂。同时，白将军（白细胞）响应号召出征，带领着炎症小兵（炎症因子）向战场挺进（伤口及伤口周围），剿灭微生物和坏死组织，清理战场，为战后重建创造条件。白家军（白细胞、炎症因子）发出集结令，主力军（表皮细胞、成纤维细胞和血管内皮细胞）随后到场，表皮细胞形成新的上皮，成纤维细胞形成细胞外基质，血管内皮细胞形成新的血管，它们共同复兴出一个新生环境（肉芽组织）。这个新环境的设施和秩序很稚嫩，经过半年左右的努力，逐渐进入一个高度繁荣的状态（瘢痕组织）。繁荣之后逐渐走向成熟（瘢痕组织逐渐成熟、软化），最终成功实现战役胜利（伤口愈合）与战后重建（瘢痕形成）。

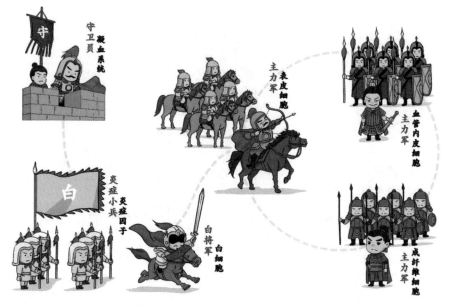

图 74　瘢痕形成

瘢痕是人类的"敌人"

虽然瘢痕组织是伤口愈合过程中的"功臣"，但是人类不满足于此，希望伤口愈合得更快、瘢痕更小，甚至提出"无瘢痕愈合"的美好愿景。那么，这个理想和目标会有实现的一天吗？遗憾的是，人类的力量在大自然面前仍十分有限，不过我们对于瘢痕形成的影响因素已经有了一定的了解。

　　首先，有"瘢痕体质"的人更容易形成明显的瘢痕，这种肥厚的瘢痕好像螃蟹腿一样，所以有了"蟹足肿"这个形象的叫法。瘢痕体质的形成机制目前还不明确，往往有家族史，可能和遗传因素有关。其次，张力大、皮肤厚的身体部位更容易形成瘢痕，包括胸背部、关节部位（如肩部）、上臂外侧、耳朵、下颌等。再次，瘢痕的发生还和年龄有关，青年人最容易长瘢痕，而儿童和老年人相对不容易留下明显的瘢痕。最后，创伤的深度也在很大程度上影响着瘢痕形成，如果仅仅伤到了表皮，是不会产生瘢痕的；如果伤到了更深的真皮，才会产生瘢痕；如果伤口在愈合的过程中存在异物、感染、血肿等，会更容易产生肥厚的瘢痕。

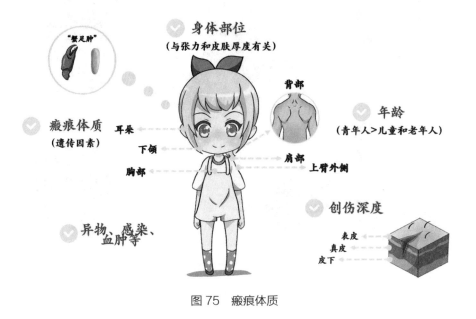

图 75　瘢痕体质

如何预防瘢痕呢？

　　那么我们是不是就对瘢痕束手无策了呢？事实上，经过多年坚持不懈的研究，聪明的人类已经想到了一些对抗瘢痕的方式。瘢痕一旦形成，想要消除它就比较费事了。因此，关于瘢痕，预防比治疗更加重要！瘢痕的预防方式还是要从它的影响因素出发，各个击破。

针对瘢痕体质人群，由于和遗传因素有关，还没有特别理想的办法改变。如果伤口发生在前文提到的张力大的部位，则需要尽量减少张力，比如在关闭外科手术切口时遵循的就是"无张力缝合"原则，这正是为了促进伤口愈合，减少瘢痕形成。此外，及时清理伤口处的异物、油脂、皮屑和渗液，保持伤口的清洁，避免感染，也是减少瘢痕形成的有效手段。清洁伤口不能用自来水，因为自来水中有很多病菌和杂质，会让伤口感染和发炎。那么，应该用什么清洁伤口呢？常用的有碘伏、安尔碘、医用酒精、生理盐水等。需要注意的是，伤口表面的血痂不是"脏东西"哦，千万别去强行揭掉它！因为血痂对伤口来说有保护作用。可以外涂碘伏和红霉素软膏，使血痂软化，等它逐渐自行脱落。如果是需要拆线的手术切口，缝线在皮肤中停留过久会变成"异物"，从伤口闭合的"帮手"变成瘢痕形成的"帮凶"，因此要及时拆除。当伤口愈合后，可以借助加压疗法、外用药物、放射疗法、光电技术等预防瘢痕增生，会有一定的效果，但其效果因人而异，目前还没有哪种方法能够完美预防瘢痕形成。日常生活中避免日光暴露、辛辣刺激食物、饮酒等也对预防瘢痕十分必要。

虽然伤口的产生防不胜防，但是早期预防可以有效减少瘢痕形成。了解伤口愈合过程，正确认识瘢痕，尽早干预瘢痕形成，让我们一起打赢伤口保卫战，无惧瘢痕！

（张思敏　杨震）

拜拜了"蟹足肿"，如何防治瘢痕疙瘩？

瘢痕是创伤愈合的必然产物。毫不夸张地说，如果没有瘢痕，我们身体的创伤便无法愈合。

瘢痕不仅影响美观，位于关节部位的瘢痕还有可能造成患者肢体活动障碍。

尤其是俗称"蟹足肿"的瘢痕疙瘩，常常伴有不同程度的疼痛和瘙痒，给患者带来了沉重的身心负担。

瘢痕疙瘩常发生于有瘢痕体质的人群，多位于胸前、关节部位（如肩部）等张力较大部位。

最开始表现为小红点，伴有轻微瘙痒，逐渐由小到大，由软变硬，颜色上呈红色或暗红色，往往伴有明显瘙痒、刺痛等不适症状，迁延不愈。瘢痕疙瘩其实是一种容易被忽视的慢性疾病，更可怕的是，极少数还会出现癌变。

瘢痕一旦形成，只能相对改善，很难彻底消除。因此，预防瘢痕的形成极为重要。预防瘢痕的重点是正确处理伤口，减少创伤，避免感染，促进伤口早期愈合。伤口基本愈合后，可采用压力疗法、减张胶布、硅酮制剂等预防瘢痕，也可根据情况局部应用激素或局部放射治疗等方法抑制局部成纤维细胞增生，预防瘢痕形成。

瘢痕形成后，对于非手术治疗效果欠佳的患者，手术治疗仍然是治疗瘢痕的重要手段。对于不宜手术切除的瘢痕，或者手术后需巩固治疗的患者，可采用激素局部注射、局部放射治疗、激光治疗等方式进行治疗。

（张思敏　杨震）

面对烧烫伤，我们应该怎么办？

日常生活中经常会有各种意外情况发生，烧烫伤也经常不期而至。面对烧烫伤，我们应该怎么办？民间偏方众多，比如使用香油、酱油、食盐、白酒、牙膏等涂抹，然而这些不科学的方式不仅作用不确切，还可能耽误烧烫伤的治疗。

烧烫伤应该怎样紧急处理？

第一时间脱离热源，用流动的凉水冲洗 10~20 分钟，以快速降低皮肤表面热度。小心脱去烧烫伤部位的衣服，必要时可用剪刀剪开衣服，如果有黏住的部分，可暂时保留，不要强行撕开，以免加重损伤。随后继续浸泡在冷水中 30 分钟，减轻疼痛，并且有利于去掉黏住的衣服。可在烫伤部位，以洁净或无菌纱布覆盖包扎，尽量保持伤口清洁、减少感染，并及时到医院进行治疗。

如何判断烧伤的严重程度呢？

可以根据烧伤深度、烧伤面积和伴随症状判断烧伤程度。

1.烧伤深度

Ⅰ度：伤及表皮层，伤处发红充血，早期疼痛和烧灼感明显，一般没有水泡。Ⅱ度：伤及真皮层，伤处除了发红充血外，出现水泡，伴有渗出；其中，浅Ⅱ度水泡较大，水泡液较稀，疼痛较剧烈，创面基底潮红，而深Ⅱ度水泡较小，水泡液较浓稠，疼痛较迟钝，创面基底红白相间。Ⅲ度：伤及皮肤全层，甚至可深达皮下、肌肉、骨骼等，如果伤处不发红，反而焦黄或焦黑或苍白，不湿润反而干燥，触之如皮革，看起来很严重却不疼，那么这是最严重的情况，一定要及时送医。

2. 烧伤面积

（1）成年人"九法则"：头面颈部占身体表面积的 9%（头 3%、面 3%、颈 3%），胸腹部占 13%，背部占 13%，双下肢占 41%（双足 7%、双小腿 13%、双大腿 21%），双上肢占 18%（双手 5%、双前臂 6%、双上臂 7%），臀部占 5%，生殖器及会阴部占 1%。

（2）儿童：儿童的烧伤需谨慎处理，继发皮肤感染的风险高于成人，需要及时送医。儿童的烧伤面积估算不同于成人，头面颈部面积为［9+（12-年龄）］%，双下肢面积为［46-（12-年龄）］%。

（3）小型烧伤"手掌法"：最简单的方式是以烧伤患者手掌面积占身体表面积的 1% 为准估算。

3. 烧伤程度

轻度烧伤：Ⅱ度烧伤面积<10%；中度烧伤：Ⅱ度烧伤面积 10%~29%，或Ⅲ度烧伤面积<10%；重度烧伤：烧伤总面积 30%~49%，或Ⅲ度烧伤面积 10%~19%，或合并较重的复合伤、休克、全身中毒症状以及中、重度吸入性损伤；特重烧伤：烧伤总面积>50%，或Ⅲ度烧伤面积>20%。

（张思敏　杨震）

如何防治压疮?

压疮,又称作压力性损伤、褥疮,指皮肤和深部软组织在压力作用下产生的局部损伤,通常位于骨隆突部位,皮肤可完整或呈开放性溃疡,可能伴有疼痛。这种躺出来的病,好发于老年人,发生快、危害大、恢复慢、治疗难度高,需要引起警惕,防"疮"于未然。

压疮的病因

①力学因素:压力、摩擦力、剪切力。②潮湿。③营养不良。④水肿。⑤其他:心理因素、年龄大、肥胖、感觉丧失等均会增加压疮的风险。

压疮的高危人群

①老年人;②肥胖者;③身体衰弱、营养不良者;④水肿患者;⑤石膏固定的患者;⑥大小便失禁的患者;⑦发热患者;⑧使用镇静剂导致活动减少的患者;⑨截瘫患者;⑩周围神经损伤患者;⑪糖尿病患者;⑫ 精神、意识异常患者。

压疮的常见部位

①坐位：坐骨结节、肩胛骨、足部、肘部等。②仰卧位：枕部、肩胛骨、肘、肋、骶骨、足跟等。③俯卧位：颊部、耳、肩峰、女性乳房、男性生殖器、髂嵴、膝部、脚趾。④侧卧位：耳、肩峰、肋骨、股骨大粗隆、内外踝。

压疮的分期

Ⅰ期：皮肤完整、红肿，局限性红斑，压之不褪色，可有疼痛或麻木感。

Ⅱ期：部分表皮缺损，皮肤表浅溃疡，基底红，无结痂，也可为完整或破溃的血泡。

Ⅲ期：全层皮肤缺失，皮下脂肪暴露，有腐肉，闻起来有恶臭，但肌肉、肌腱和骨骼尚未暴露，可有结痂、皮下隧道。

Ⅳ期：全层皮肤缺失伴有肌肉、肌腱和骨骼的暴露，常有结痂、皮下隧道。

压疮的预防胜于治疗

压疮的发生是"受压"所致，所以压疮的预防关键在于"减压"，勤翻身就是减除局部压力最有效、最简单、最经济的方法之一。一般建议每隔2个小时翻身一次，并且检查受压部位皮肤有无红肿或破溃，早发现早干预。

发生压疮以后需及早就医

相对浅表的压疮通过在门诊换药即可治疗；较深的创面（肌腱、骨组织暴露）根据情况选择负压技术、皮瓣转移手术、PRP（富血小板血浆）等方式进行治疗。如果出现感染症状，如全身发热、不适和淋巴结肿大，压疮边缘有扩散的红斑、硬结，压疮区域有新发的或加重的疼痛、出现脓性渗出物，应及时就医控制感染。

（张思敏　杨震）

长不好的"老烂腿"，下肢溃疡怎么回事？

下肢溃疡，俗称"老烂腿""裙边疮"，是一种可由多种先天或后天病因导致的下肢皮肤的破坏，深达真皮且可能到达皮下脂肪或更深组织。最常见的病因包括静脉功能不全、动脉功能不全、神经营养不良、糖尿病、感染、恶性肿瘤等。

静脉淤血性溃疡

最常见的是静脉曲张性溃疡，系由静脉功能不全造成静脉压增高，毛细血管损伤，组织内压力增高、水肿、纤维化、小动脉和淋巴管阻塞及皮肤氧合作用降低，加上外伤和感染的因素，最终导致溃疡形成。静脉曲张性溃疡好发于小腿下 1/3 段的内侧或外侧，表现为周围组织水肿、表浅静脉曲张、色素沉着、局部疼痛。

动脉供血不足性溃疡

由于动脉功能不全导致肢体缺血，在小腿或足部出现的溃疡，称为"动脉缺血不足性溃疡"。常见的病因包括动脉硬化、血栓闭塞性脉管炎、动脉硬化闭塞症、雷诺症等。这类溃疡主要表现为下肢皮肤苍白、远端粗糙、发凉、麻木、间歇性跛行、静息痛，足背动脉搏动减弱或消失，严重者可出现下肢溃疡、坏死。动脉供血不足性溃疡的诊断并不困难，可根据下肢动脉造影来明确。

神经营养不良性溃疡

神经营养不良性溃疡由神经疾患所致。主要包括：①末梢神经病变、感觉障碍等引起的溃疡；②糖尿病引起神经组织变性，导致神经营养不良性溃疡，其溃疡的发生与糖尿病性微血管病变后动脉粥样硬化等也不无关系。由于神经营养不良性溃疡存在明显的神经功能障碍，所以诊断比较容易，但神经病变不容易去除病因，因此这类溃疡治疗起来比较困难。

（张思敏　杨震）

做个"足控"，如何预防糖尿病足？

糖尿病足是糖尿病的慢性并发症。糖尿病是慢性代谢性疾病，随着病情进展会出现周围神经及下肢血管病变，并因此而产生足部异常改变，以及各种诱发因素导致足部溃疡形成甚至深部组织破坏等一系列表现。糖尿病足的主要临床表现为足部畸形、皮肤干燥和发凉、肿胀、酸麻、疼痛、足部溃疡与坏疽。糖尿病足是糖尿病患者致残、致死的重要原因。相关资料显示，我国糖尿病患者1年内新发溃疡发生率为8.1%，糖尿病足溃疡患者1年内新发溃疡发生率为31.6%，总截肢率19.03%，糖尿病足截肢患者的死亡率达20%。因此，对糖尿病患者来说，预防糖尿病足的发生十分有必要。

糖尿病足的病因：糖尿病周围神经病变、周围血管病变、感染和外伤。

糖尿病足的常见诱因：足部骨头突出（如足外翻、锤状趾等），皮肤干裂、肿胀形成，鞋内异物，新鞋磨破伤，错误地修剪指甲，用过热的水泡脚，取暖设备使用不当引起低温烫伤，长时间的行走、水泡破裂，赤脚走路，吸烟饮酒等。

基于糖尿病足的诱因，健康的生活方式、自我管理、规范的就医十分重要。为此，我们对糖尿病患者给出以下建议：

（1）血糖控制目标为：空腹血糖 4.4—7.0 毫摩尔 / 升，非空腹血糖＜10.0 毫摩尔 / 升，糖化血红蛋白（%）＜7.0%；

（2）宜清淡饮食，低脂少油、少糖少盐，定时定量进餐；

（3）消除糖尿病足的诱发因素，避免穿不合脚的鞋袜，避免过量行走运动，避免烫伤（如用过热的水泡脚），避免错误的修剪指甲，戒烟戒酒；

（4）适当运动，避免肥胖，目前认为低强度、持续时间长的运动有慢跑、游泳；

（5）每天检查自己的双脚，加强足部皮温、颜色等的监测，如果出现鸡眼等足部疾病时及时至医院进行处理；

（6）每年到医院进行至少一次糖尿病足高危因素的筛查；

（7）用专业仪器设备进行糖尿病足的初步诊断，如 ABI 检测、神经病变检测、足底压力检测等。

（张思敏　杨震）

No. 1656804

处方笺

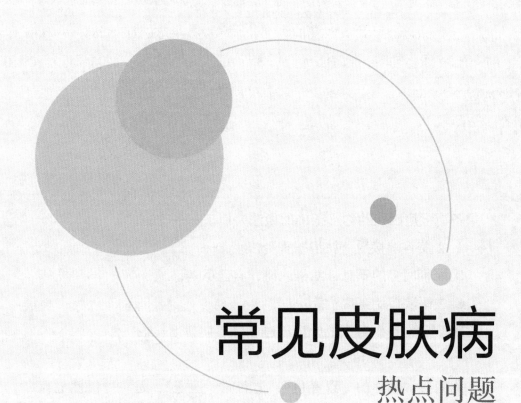

常见皮肤病
热点问题

医师：＿＿＿＿＿＿＿＿＿＿＿

临床名医的心血之作……

再见吧，痘痘君

藏好这份秘籍，
让你从"战痘"士变身"胜痘"士！

备受痘痘困扰的你，正确的做法是以下哪一个？

A. 去美容院接受"祛痘护理"。

B. 照着网上的讯息，对号入座，自己下药。

C. 去医院接受正规治疗。

D. 痘痘？自生自灭吧，反正过了青春期就不长啦！

我们通常俗称的"青春痘"，学名叫"痤疮"，是一种慢性毛囊皮脂腺炎症。有95%的人一生当中不同程度地罹患过痤疮。在青春期，第二性征发育，体内的荷尔蒙促使"痘痘"萌发。然而，痤疮并非青春期的专利，成年人也会患痤疮，其中一部分痤疮是青春期延续而来。也有一部分患者青春期不长痘，而到了成年反而开始冒痘痘，我们称之为"迟发性痤疮"。因此，不管你在什么年龄，长痘痘都是有可能发生的。

痘痘是一种皮肤病，处理不当容易遗留痘印，甚至永久性的疤痕，严重影响颜值和心理健康。

因此，正确答案不言而喻，选C！你答对了吗？

战 "痘" 的正规军部队有哪些成员？且让我娓娓道来。

外用药

1. 抗菌药物

过氧化苯甲酰：是红色发炎痘痘的首选外用抗菌药物，由于不是抗生素，所以可以长期使用而依然保持强劲的战 "痘" 力。这类药膏可能会出现轻度刺激反应，建议从低浓度开始及小范围试用。由于药物对衣物或者毛发具有氧化漂白作用，注意避免接触。过氧化苯甲酰释放的氧自由基可以导致维 A 酸乳膏失活，二者联合使用时记得分时段外用。

抗生素类药膏：其作用机制是抗痤疮丙酸杆菌、抗炎。目前临床常用药物包括红霉素、林可霉素及其衍生物克林霉素、氯霉素及夫西地酸等。外用的抗生素比较温和、低刺激，但是并不推荐单独或者长期使用，因为长期单独使用抗生素的话，机智的细菌就会对它产生耐药性，大大降低了抗生素的战 "痘" 力。

2. 外用维 A 酸类药物

比如阿达帕林凝胶、维 A 酸乳膏、他扎罗汀乳膏等。这类药物不光可以有效地改善粉刺，还能改善咖啡色的色素性痘印，长期使用可以改善瘢痕外观、防止痘痘复发。维 A 酸药物存在光分解现象（主要是一代维 A 酸，如维 A 酸乳膏），建议睡前使用。维 A 酸类药膏有一定的表皮剥脱的作用，使用部位常会出现轻度皮肤刺激反应如局部红斑、脱屑，伴随紧绷和烧灼感，配合使用皮肤屏障修复剂并适度防晒，能增加依从性及避免严重刺激反应。部分患者在开始使用 2~4 周内会出现短期皮损加重现象，这是正常现象。

3. 其他药物

壬二酸、二硫化硒、硫磺等药物具有抑菌、抗炎或者轻微剥脱作用，临床上也可作为痤疮外用药物治疗的备选。其中壬二酸不仅能祛痘，还能淡化痘印，亦是孕期痘痘的推荐用药。二硫化硒、硫磺等药物适合用在胸背区域。

口服药

1. 抗生素

当发炎的红痘痘比较多的时候，单单外用药膏就显得力道不足了，需要短期口服抗生素来助力"灭火"。对于痘痘，首选的抗生素是四环素类（如多西环素、米诺环素），其次是大环内酯类（如红霉素、罗红霉素、阿奇霉素）。为了避免抗生素的滥用，口服疗程一般不超过 8 周，联合其他治疗更佳，以减少抗生素的使用。

2. 维 A 酸类药物

口服的维 A 酸类药物（如异维 A 酸、维胺酯），是治疗痤疮的终极武器，是重度的囊肿结节性痤疮的首选治疗，对于那些对其他治疗抵抗、反复多年、油脂分泌旺盛的痘友，也是很好的选择。国内使用低剂量的异维 A 酸 60~5 毫克 / 千克能有效治疗痤疮、降低复发率并且降低不良反应。使用该类药物可能会引起皮肤黏膜干燥，服药期间以及停药后 3 个月内（维胺酯停药后 6 个月）需严格避孕。由于该药物经肝脏代谢，并影响脂质代谢，服药期间须定期监测肝功能和血脂，尤其是有肝炎、高脂血症的患者。

3. 抗雄治疗

短效口服避孕药、螺内酯是抗雄激素治疗中最常用的药物。通常疗程是 6 个月以上，一般在皮损完全控制后巩固 1~2 个月再停药，停药过早会增加复发的概率。需要特别注意的是，男士们可不能用抗雄药物来治疗痘痘哦！

医生，我不想用药，有其他选择吗？

1. 化学焕肤术

俗称"刷酸"，常用的有果酸、水杨酸。"酸"不仅能治疗痘痘，还有美白、改善毛孔粗大、嫩肤的美容功效。需要注意的是，高浓度的刷酸，是一种医疗行为，切忌自行在家操作！

2. 红蓝光

蓝光有杀灭痤疮丙酸杆菌、抗炎的功效，红光有促进组织修复、抗衰的作用，因此红蓝光对痘痘有很好的辅助治疗作用。医院的红蓝光治疗仪能量相对较高。为了方便居家治疗、美容，现在也有不少家用的红蓝光面罩、大排灯问世。

3. 光动力

光动力治疗，是将氨基酮戊酸（ALA）涂抹于面部，封包 1~2 小时后，被细胞摄取后转化为原卟啉 IX，接着照射红光，产生单线态氧，后者可以有效杀灭痤疮丙酸杆菌，破坏皮脂腺，减少皮脂分泌。光动力治疗中、重度痤疮安全、有效，与现有主要药物治疗疗效相当，不良反应轻微，仅发生局部治疗反应，无全身毒副作用。适合于那些由于主客观原因不能口服药物的重度痤疮患者。

4. 强脉冲光（IPL）

强脉冲光是一种宽谱强光，通过光热治疗作用，可以使细菌失活、减少皮脂分泌，促进炎症的吸收、消退，并能刺激真皮胶原生成、减少痤疮瘢痕的形成。IPL 适用于少量炎性痘痘的中轻度痤疮患者，亦适用于皮肤油脂分泌过多或有痤疮后红斑、色素沉着的患者。治疗、美容两不误。

原来有这么多战"痘"的武器呀！那么，我们该如何选择、组合呢？一般来说，轻度的痘痘可以尝试外用药物治疗和非药物治疗，中、重度的痘痘一般需要口服药联合其他治疗。如果你一直被痘痘困扰，建议去医院就诊，医生会根据你的年龄、性别、痘痘的严重程度、特点，制订属于你的个性化治疗方案。注意，痘痘特别容易反复，所以维持巩固治疗也是极其重要的。

愿你留住青春，不留痘！

（刘晔）

痘过留痕，怎么办?

痘痘总是一波未平一波又起，而痘痘走了，难免留痕。不当的挤压、消极的对待、没有防护的日晒，都会加重这种痕迹。早期规范地治疗痘痘，其目的就是最大程度地减少痘痕的产生，预防大于治疗。

那么，对于木已成舟的痘痕，有哪些补救措施呢?

痘印之红红的痘印

当红色的发炎的痘痘变平后，由于皮肤的血管扩张和炎症还没有完全消退，会留下新鲜的红色痘印，我们称之为"炎症后红斑"。在正常的社交距离下，红红的痘印和痘痘难以分辨，往往十分困扰患者。红色痘印随着时间的推移其实也能慢慢消退，需要 3~6 个月不等。

如果想要加速淡化，公认的首选治疗方式是光设备治疗，可选择强脉冲光、非剥脱点阵激光、脉冲染料激光、长脉冲 1064Nd:YAG。如果仅仅是红痘印，那么建议选择强脉冲光；合并有凹坑的话，非剥脱点阵激光更合适；合并有红血丝的话，则建议选择脉冲染料激光、长脉冲 1064Nd:YAG。

也可以选择一些含有功效性成分的护肤品辅助，如氨甲环酸（也就是大名鼎鼎的传明酸）、水杨酸、壬二酸等。

痘印之黑的、咖啡色的痘印

黑（褐）色痘印其实就是痘痘消退后，留下的色素沉淀，医学上称之为"炎症后色素沉着"。不当的挤压，几乎必留色素型痘印。如果长痘后没有进行积极的消炎和正确防晒，从红斑痘印发展到色素痘印是一个必然的结果。相比于红痘印，色素痘印往往更加难以消退。

与红痘印首选光设备治疗不同，色素型痘印首选对抗色素的药物、美白的护肤品来解决。如加速表皮代谢的维 A 酸类药膏、果酸、水杨酸，减少黑素生成的左旋维生素 C、烟酰胺、氨甲环酸、壬二酸等。

痘疤之痘坑

痘坑，医学上称之为"萎缩性疤痕"。根据形态，凹陷性疤痕可分为冰锥型、滚轮型、厢车型三种，实际多以混合型呈现。

痘坑的治疗非常棘手。首选剥脱性点阵激光如二氧化碳点阵激光，还有铒激光、非剥脱点阵激光、射频等光电设备；此外，还有三氯醋酸（TCA）化学重建术、皮下分离、填充、环钻切除等手段。需要根据疤痕的类型，联合、多次、长期治疗，才能得到改善。

痘疤之硬疙瘩

医学上称之为"增生性疤痕"。往往容易出现在下颌两侧、颈部，男性更多见。前胸、后背痘痘消退后，也很容易遗留硬疙瘩。一些疤痕体质的人，在痘痘发生继发感染后，容易遗留肆意生长的疤痕疙瘩，不仅影响外观，还可伴有不同程度的瘙痒、疼痛，甚至引起粘连、挛缩，影响皮肤功能。

这种硬疙瘩的治疗也十分困难，可选择疤痕内糖皮质激素注射、激光磨削，或切除后联合局部浅表放疗。

（刘晔）

长痘了还能吃香的喝辣的？

中国饮食文化源远流长，老百姓坚信很多疾病尤其是皮肤病都与饮食有关，很多痘友也坚持"忌口"，不吃辣、不吃"发物"。那么，长痘的人真的要与美食绝缘吗？

实际上，目前为止只有两种类型的饮食明确可能与痤疮发生相关：一种是高糖饮食，另一种是乳制品。但是，并没有足够证据显示其他饮食和痤疮有高度相关性。

甜到长痘，甜到忧伤

高糖饮食可引起体内血糖水平升高，为此胰岛分泌大量胰岛素来降低血糖，而血液中胰岛素水平的升高可引起一系列反应，其中包括刺激游离胰岛素样生长因子–1（IGF–1）分泌增加。IGF–1可促使毛囊皮脂腺开口过度角化从而影响脂质的排泄，并导致痘痘的发生。此外，过高的胰岛素和IGF–1水平还会影响游离雄激素的水平，促进皮脂分泌，进而导致痤疮的发生。痘友们还是尽量少吃甜食，尤其是那些糖含量较高的饮料、甜品。

牛奶让你没有牛奶肌?

曾有研究显示,牛奶摄入量与痤疮存在着关联,摄入量越高者发生痤疮的风险就越高。更有趣的发现是,相比全脂牛奶,过多摄入低脂牛奶和脱脂牛奶反而更容易长痘。

低脂和脱脂牛奶与痤疮相关性更高的原因可能是牛奶与痤疮的关系本质上是血糖负荷(glycaemic load,GL),而非脂肪本身。另一种可能是多种其他物质(例如多种双氢睾酮前体、类固醇 5α - 还原酶、α - 乳清蛋白及胰岛素样生长因子 -1)可能存在于乳制品中,这些物质可能参与痤疮的发生或者加重痤疮。

对于那些重度奶制品爱好者,可以通过减少奶制品摄入来减少长痘的风险。我个人认为,饮食对痤疮的"贡献"有限,且奶制品是我们每日营养的重要来源,不想长痘的话,请优先选择全脂牛奶,每天 300 毫升是正常的,不要因噎废食。

竟然能吃辣?

好多人都觉得吃辣会爆痘,这里必须为背了多年黑锅的辣椒平反一下。目前没有可靠的研究显示辛辣食物与痘痘相关。但是,为何大家普遍认为吃辣会爆痘呢?这可能与进食辛辣食物的环境相关。例如,进食火锅的环境往往被油烟环绕,而蒸腾的油烟可促进皮脂腺分泌进而导致痤疮,而辣椒无辜"躺枪"。

吃什么食物能改善痤疮?

有一些小规模研究证实部分食物可能改善痤疮,例如 ω -3 脂肪酸和 γ - 亚麻酸补充剂可明显减少痤疮皮损数;米诺环素联合益生菌补充剂改善皮损数目疗效优于抗生素单药治疗;锌可改善痤疮病情;富含维生素 A 的食物可能也对痤疮有益。

最后需要指出的是，饮食很重要，但它并不是痤疮发生的关键因素。最新痤疮治疗指南中并没有用于治疗痤疮的特殊饮食结构推荐。但是，目前公认高糖饮食、脱脂牛奶可能与痤疮发生相关，可以减少摄入。

因此，痘痘肌并非什么都不能吃，合理的膳食搭配比盲目忌口更重要。

（刘晔）

聊聊"过敏"那些事儿

痒到要哭，竟然是虫咬过敏

每到夏天，一种名为"丘疹性荨麻疹"的疾病在人群中的发病数量也相应增加。下面这些场景几乎每天都在门诊上演。

——医生，我身上这个是什么啊？痒死了！

——我来看看发在哪里啦？哦，你这个是虫咬过敏引起的丘疹性荨麻疹。

——什么？虫咬的？不可能！我家里没有虫子的！

病因

其实大部分丘疹性荨麻疹都与昆虫叮咬有关，如蚊子、臭虫、跳蚤、虱、螨、蠓等，昆虫的唾液、体液等分泌物，或残留的口器，导致人体出现过敏反应，从而引发丘疹性荨麻疹。

除了少数特征性的皮疹外，一般较难通过皮疹来判断到底是由哪种昆虫叮咬所造成的。不过我们可以根据自己的行为轨迹、皮疹的分布，结合不同昆虫的习性，大致总结出不同昆虫叮咬的一些特点。

比如，野外游玩后身体暴露部位的丘疹性荨麻疹，为蚊子叮咬的可能较大。

出差外地住宿酒店，被臭虫袭击后出现丘疹性荨麻疹的情况比较多见，且皮疹多分布在与床铺接触的一侧躯体暴露部位。

去年的凉席拿出来用，放了几季的衣服拿出来穿，很有可能被螨虫叮咬。

家中饲养宠物，且皮疹大部分集中在踝部和小腿，很有可能是被跳蚤叮咬了。

症状

由于许多昆虫体积较小或不易察觉到，常有新疹陆续发生、新旧皮疹常同时存在的情况。

由于每个人体质的差异，丘疹性荨麻疹的表现会有所不同。主要表现为绿豆至花生米大小的蚊子包块样皮疹，质地略坚硬，群集或散在分布，顶端常有小水疱，严重者也可出现紧张性大疱。

预防措施

为了避免皮疹出现或加重，应当注意个人及环境卫生，外出旅游时尽量穿着长衣长裤，少去植物茂盛或潮湿的地方，减少黎明和黄昏时候的外出，尽量不睡凉席，换季的衣服清洗后再穿，经常将贴身衣物进行烫洗和晾晒等。

若是与宠物相关的皮疹，也需要同时进行宠物的消毒杀虫工作。

治疗方法

丘疹性荨麻疹常伴有剧烈瘙痒，以夜间为甚，甚至影响睡眠，口服抗组胺药有较好的止痒效果。

冷湿敷是一种不错的止痒方式，可以用冷毛巾敷于皮疹处，操作简便，数分钟即可起到止痒效果。

外用氧化锌洗剂、炉甘石薄荷脑洗剂、糖皮质激素乳膏可以止痒消炎。

较小的水疱一般可以自行吸收，切忌自行挑破以免出现继发感染，较大的水疱需要到医疗机构由医护人员抽疱治疗。

友情提醒

大部分丘疹性荨麻疹的皮疹经过 1~2 周消退，并留下色素沉着。若反复搔抓，病程迁延数月不愈。如果抓破，还可能出现继发感染等，需要局部或系统抗感染治疗。

丘疹性荨麻疹不同于荨麻疹，多了三个字却是完全不一样的两种疾病。荨麻疹的典型皮疹为风团，是由于皮肤、黏膜小血管扩张及渗透性增加而出现的一种局限性水肿反应，通常在 2~24 小时内消退，但可能反复发生，且消退后不会留下色素沉着。

（姜玥顼）

收好这份宝典，让换季敏感无"季"可乘

换季时，脸皮咋这么矫情？

换季时，气温和空气湿度骤变。气温忽高忽低，皮肤被迫进入频繁调整的状态——皮脂腺的分泌、新陈代谢的速率都有起伏；同时，日光、花粉、浮尘、螨虫的活跃，也会加剧皮肤的敏感情况。于是，许多人就会出现皮肤干燥、脱皮、泛红、瘙痒甚至爆痘的反应。

一旦出现面部皮肤敏感、过敏问题，建议立即做到以下两点。

1. 暂停使用洁面乳，不要化妆。

皮肤角质层是抵抗外界刺激的首道防线，一旦缺损会造成皮肤炎症，此时使用洁面乳会加重症状，影响恢复。故提倡"科学洁面"，原则是对皮肤做"减法"，即少用而非多用，选择 1~2 种无刺激的医用级别的保湿水乳即可。

2. 一旦出现过敏问题，切忌自行用药。

很多外用药膏是处方药，其中可能含有一定量激素，涂抹后短期内会有一定效果，但停药之后往往会导致病情反复。因此，建议到正规医院在医生指导下用药，以免对身体造成危害。

换季"有毒"之扰人的红血丝

红血丝主要是因为面部角质层变薄导致毛细血管更容易接触和感知到外界环境变化，从而造成毛细血管扩张而引起的面部现象。红血丝患者的面部肤色看上去比一般正常肤色红。人们常称之为"高原脸"或"红脸蛋"或"烂苹果"，有的患者仅仅是两侧颧部发红，边界呈圆形，一般呈丝线状排列。这种皮肤薄而敏感，过冷、过热、情绪激动时脸色更红。严重者还会形成沉积性色斑，难以治愈。

1. 如何减轻红血丝症状？

（1）增强皮肤锻炼，经常用冷水洗脸，增加皮肤的耐受力。

（2）尽量不使用含重金属的化妆品，避免色素沉积，避免毒素残留表皮。

（3）经常轻轻按摩红血丝部位，促进血液流动，有助于增强毛细血管弹性。

（4）避免从冷的地方突然到热的地方，或者从热的地方突然到冷的地方，以防红血丝加重。

（5）热型红血丝严重时可以用冷敷的方法，以减轻脸部发热、肿胀。

2. 红血丝皮肤怎么护理？

红血丝皮肤比较敏感，可以用些柔和型的护肤品，尽量少更换护肤品。如果需要更换，请先做一下试验。先把少量外用护肤品搽在耳后（因为耳后皮肤一般没有过多地接触外用护肤品，对护肤品比较敏感），一个小时后可以看一下结果，如果在耳后不会过敏，则可以在红血丝部位搽少量护肤品，如发现过敏或不适，请立即停用。

换季"有毒"之皮肤刺痛起皮

1. 干性肌肤：滋润、保湿双管齐下

（1）洁面：干性肌肤的面部紧绷感最为明显，要使用滋润型、温和型的洁面产品。清洁的次数尽可能少，可以 1~2 天清洁一次。

（2）保湿：滋润保湿的化妆水和保湿面霜也是一定不能少的。对于干性肌肤易发生的肌肤表面干燥爆皮的现象，建议多使用面膜贴，适合天天使用，快速滋养肌肤，提升肌肤水润度，让肌肤恢复水润滋养状态。15~20 分钟后取下面膜，用保湿面霜、乳液锁住肌肤水分。

2. 中性肌肤：水油平衡是关键

（1）洁面：清洁习惯可按往常的护肤顺序进行。

（2）保湿：相对于过干或过油的肌肤，在换季时中性肌肤的护理比较简单。因皮肤缺水，所以在肌肤护理上使用保湿型的水乳精华。如皮肤出现过干的情况，可使用补水面膜辅助。

3. 敏感性肌肤：温和性大于一切

（1）洁面：天气干燥更容易导致过敏症状的产生，所以注意清洁面部更有必要，要使用温和型洁面产品，避免过度使用香皂等洗剂刺激皮肤。

（2）保湿：敏感性肌肤在换季时很容易受到外界的刺激，如果使用刺激性强的产品，一样会让肌肤出现红肿过敏的情况。选择乳液与面霜时要注意产品成分，如果出现了突发性的过敏现象，敷个镇定肌肤的面膜比什么都有效。

4. 混合性肌肤：分区护理是王道

（1）洁面：这种类型的肌肤比较容易打理，清洁习惯可按往常的护肤顺序进行。

（2）保湿：将混合性肌肤的护理与油性肌肤的护理混为一谈是

不正确的，实际上在温差明显的换季时，U 区特别干燥，T 区由于缺水分泌更多油脂的情况是一定会发生的。因此，在 U 区使用滋润保湿的护肤品，在 T 区使用补水控油的保湿精华液，才能够让皮肤呈现最佳状态。

5. 油性肌肤：补水保湿才滋润

（1）洁面：油性肌肤其实在干燥时还是挺有优势的，只要不过度清洁，洗去肌肤本身的油脂保护层，留适当的油分保护角质层，减少水分的蒸发，肌肤就能比较水润。

（2）保湿：很多人会发现油性的皮肤到了换季时可能会更油，实际上是因为肌肤含水量的降低，油性皮肤分泌出更多的油脂，所以在换季时油性皮肤的重点是补水，保证水油平衡。

需要注意的是，要想在换季时拥有健康的肌肤，应保证每天饮水量充足，每日需要饮用 1500~2000 毫升的水，也就是 6 至 8 杯水；生活要有规律，保证充足的睡眠；不妨多吃些新鲜蔬菜，很多带叶的蔬菜富含维生素，可以起到养颜护肤的作用。

（吴文育）

民以食为天，过敏的我竟然忌错了口（上）

在患有过敏疾病的患者中，相当数量的儿童和较小比例的成人伴有食物过敏，尤其是年龄较小和病情严重的患者。然而事实上，临床医生往往很难区分患者自我报告的食物不良反应症状是否来源于真正的食物过敏。

食物相关的不良反应包括食物过敏（food allergy）和食物不耐受（food intolerance），由于两者存在一些相似的症状，所以，这两个概念往往让人产生混淆。

食物过敏与食物不耐受的区别

食物过敏与食物不耐受之间最重要的区别在于是否涉及免疫系统的反应。食物不耐受不涉及免疫反应，而食物过敏是免疫反应，严重时有可能引起过敏性休克（anaphylaxis），甚至可能危及生命。

食物过敏

全球有 2.2 亿人在日常饮食生活中发生过食物过敏现象，成人食物过敏率为 5%，儿童为 8%，且全球食物过敏的发生率呈上升趋势。

食物过敏的症状呈非特异性，可能涉及皮肤、呼吸系统、消化系统、心血管系统等。

表7 不同部位过敏症状表现

	速发性症状	迟发性症状
皮肤	红斑，瘙痒，荨麻疹，麻疹样皮疹，血管性水肿	红斑，面部潮红，瘙痒，麻疹样皮疹，血管性水肿，湿疹样皮疹
眼部	瘙痒，结膜红斑，流泪，眶周水肿	瘙痒，结膜红斑，流泪，眶周水肿
上呼吸道	鼻塞，瘙痒，鼻漏，喷嚏，喉水肿，声音沙哑，断续干咳	
下呼吸道	咳嗽，胸闷，呼吸困难，气喘，肋间收缩	咳嗽，呼吸困难，气喘
消化道（口腔）	唇部、舌头、上颚的血管性水肿，瘙痒，舌水肿	
消化道	恶心，腹部绞痛，反流，呕吐，腹泻	恶心，腹痛，反流，呕吐，腹泻，便血，（幼儿）易激性与拒食导致的体重下降
心血管	心动过速（有时为心动过缓），低血压，头晕，昏晕，意识丧失	
其他	子宫收缩，"末日来临"的感觉	

典型的食物过敏从发病机制上可以分为IgE介导、非IgE介导、混合介导的食物过敏。IgE介导的症状在摄入食物的几分钟到1~2小时内出现，非IgE介导和混合介导的食物过敏在摄入食物的几小时后出现症状。

在西方国家，最常见的8类食物过敏原包括牛奶、小麦、鸡蛋、坚果、花生、鱼、贝壳类和大豆。通过荟萃分析近20年文献资料，在我国成人食物过敏患者中，27%对鸡蛋过敏，27%对螃蟹过敏，22%对牛奶过敏，19%对贝类过敏，16%对水果过敏，16%对虾过敏，15%对鱼过敏，5%对肉类过敏，4%对花生过敏，2%对坚果过敏，3%对大豆过敏，1%对小麦过敏。

食物过敏的检测与诊断

如果患者怀疑自身存在食物过敏，一般可以通过以下方法进行检测，以确认是否存在真正的食物过敏。

（1）血清特异性 IgE 检测（sIgEs）。这是对血清中特异性 IgE 抗体的检测。

（2）皮肤点刺试验（skin prick test, SPT）。将少量高度纯化的过敏原提取物滴于患者前臂，再用点刺针轻轻刺入皮肤表层，观察患者试验部位是否出现红肿、瘙痒等反应。皮肤点刺试验相对简单、快速，可以用于判断 IgE 介导的过敏反应，测得人体对每个过敏原的反应强度，为进行免疫治疗和过敏原回避提供依据。血清特异性 IgE 检测与皮肤点刺试验的阴性预测值均较高（95%），而特异性和阳性预测值均较低（40%~60%）。因此，试验的阴性结果有助于排除食物过敏，但阳性结果并不代表过敏反应一定存在。

（3）食物 IgG4 检测。非 IgE 介导的食物过敏中包括 IgG 介导的 III 型超敏反应，对于剔除引起过敏的食物或食物成分具有一定的指导意义，当然应该在专科医生及营养师的指导下进行食物规避。

（4）斑贴试验（atopy patch test，APT）。使用标准过敏原制成的贴剂，贴于皮肤表面，在 48~72 小时后刮去，观察皮肤的变化及是否有其他临床表现。斑贴试验对非 IgE 介导的食物过敏，尤其是小麦过敏，有一定的诊断价值。

（5）激发试验（provocation test）。在理想情况下，皮肤或血液检测呈阳性，需要通过受控的食物激发试验（oral food challenge, OFC）来验证。双盲安慰剂对照激发试验（double-blind, placebo-controlled food challenge, DBPCFC）是诊断食物过敏的"金标准"。患者回避可疑食物一段时间，症状缓解后，将潜在的致敏性食物和安慰剂以随机、滴定的方式给予患者，观察是否引起症状。患者和观察者都对测试食物不知情，以此排除潜在的安慰剂效应。由于安全性和实际操作上的限制因素，在临床实践中更常用开放性或单盲（仅患者对测试食物不知情）食物激发试验来筛查反应。这些食物激发试验应在训练有素的医务人员的指导下进行，并配备应急设备。

对于过敏患者而言，只有在通过正规检测与试验确认存在食物过敏时，才推荐采取饮食回避。对于曾发生过食物过敏的患者，应该关注食品标签。我国于 2011 年 4 月 20 日公布了《食品标签通用标准》，要求食物标签对 8 类常见的易引起过敏的食物加以标识提醒。如果患者的食物过敏涉及多种食物，长期的饮食回避应在专科医生和营养师的指导下进行，以合适的食物替代致敏食物或使用适当的营养补充剂，以确保各种人体必需营养素的摄入。

（杨嘉红　邵春海　骆肖群）

民以食为天，过敏的我竟然忌错了口（下）

与食物过敏不同，食物不耐受是包括与食物相关的代谢性、毒性、药理性和未定义机制的非免疫反应。

在某些情况下，这些反应可能与典型的免疫反应症状相仿。然而，与真正的食物过敏不同的是，这种非免疫性反应通常发病延迟，症状持续时间较长，血清 IgE 检测呈阴性。非免疫性不良反应最常见的临床表现是慢性荨麻疹或血管性水肿，但据报道也可能有多种临床特征，包括特应性皮炎、低血压、面部潮红、头痛、哮喘以及胃肠道症状。食物中的营养物质包括蛋白质、碳水化合物、脂肪、维生素、矿物质和各种天然化学物质。一些天然化学物质通常会增加食物的风味和气味，但它们有可能会在一小部分人群中引发不耐受的症状。

代谢性食物不耐受

乳糖不耐症是酶缺乏症的一个例子。当人体肠道细胞分泌的乳糖酶不足时，人体无法消化牛奶和其他乳制品中的碳水化合物成分（即"乳糖"）。这可能会导致食用牛奶、酸奶、软乳酪等乳制品后产生腹泻、腹胀和胀气等胃肠道不适的症状。这些胃肠道症状不产生生理性的危害，也不会引起皮疹或过敏反应。

毒性食物不耐受

毒素可导致严重症状。当食物被微生物（如细菌）污染或变质时，可导致毒素中毒。例如，食用储存不当导致变质的鱼类后引起的"鲭鱼中毒"，是由于某些鱼类体内的高水平组氨酸被海洋细菌转化为组胺。鲭鱼中毒的症状性质涉及血管活性胺的反应，可能出现面部潮红、出汗、荨麻疹、胃肠道症状、心悸，严重时可能出现支气管痉挛等症状，可能会被误诊为食物过敏。

药物性食物不耐受

食物药理性反应被定义为"对食品或食品添加剂的不良反应，这些不良反应是由食品中自然产生的或添加的化学物质在人体内产生类似药物或药理学作用所引起的"。

1. 谷氨酸

谷氨酸是构成蛋白质的一种氨基酸，自然存在于大多数食物中。它的游离形态可以增强食物的风味。味精，即谷氨酸钠（monosodium glutamate，MSG）在亚洲国家常被用于烹饪中，或常常作为添加剂存在于一些咸口的零食或酱料中。一些食物天然富含谷氨酸（如奶酪、番茄、蘑菇、酱油、肉汁、酵母提取物），也被用来为烹调增添风味。一些病例报告认为谷氨酸盐的摄入可能与哮喘、偏头痛、荨麻疹、血管性水肿、鼻炎等症状的发生有关，然而，至今仍然缺乏来自随机双盲对照激发试验强有力的因果证据。

2. 水杨酸

水杨酸是一种植物化学物质。水杨酸自然存在于许多水果、蔬菜、坚果、香草、香料、果酱、蜂蜜、酵母提取物、茶、咖啡、果汁、啤酒和葡萄酒中。同时，一些食品、饮料和液体药物中所添加的天然香料（如薄荷、水果香料）中，也可能含有水杨酸。

水杨酸盐具有天然的抗菌和防腐作用，可以保护植物在成熟前免受微生物、昆虫和害虫的侵害。因此，在水果和蔬菜表面常常发现水杨酸盐，而其含量随着水果的成熟而逐渐降低。

另外，阿司匹林（乙酰水杨酸）也是这个化学家族中的一员。阿司匹林可以直接作用于皮肤肥大细胞，从而引发荨麻疹，因此水杨酸盐也可能使一些人的荨麻疹恶化。

水杨酸盐引起的药理性食物不耐受可能比人工色素和防腐剂所引起的更常见。

3. 胺类

膳食中的胺类来自蛋白质分解。常见的血管活性胺包括：如酪胺、血清素和组胺。胺可以直接作用于小血管，扩大其容量。这可能是其引发面部潮红、偏头痛和鼻塞的原因。食物中的组胺含量因食物的成熟度、储存时间和加工过程而有很大的差异。

胺类在酱汁、果汁、巧克力、调味酱、坚果、种子酱、果酱以及发酵产品（如啤酒、葡萄酒、酵母提取物）中含量较高；在一些水果（如香蕉、鳄梨、木瓜、橄榄）和蔬菜中也有一定含量。蛋白质分解时也会形成胺和谷氨酸，随着食物（尤其是肉类、鱼类、奶酪等）放置时间延长，胺的含量逐渐增加。

4. 食品添加剂

研究显示，1%~3% 的慢性特发性荨麻疹患者可能存在食品添加剂不耐受。食品添加剂中的多种成分，如人工或天然色素、水杨酸、山梨酸酯、苯甲酸盐、亚硫酸盐等被认为可能引起药理性食物不耐受。

过敏患者的排除饮食法

如果怀疑食物不良反应是过敏症状的诱因，记录饮食和症状日记可以帮助发现某种特定的食物。

如果食物摄入与过敏症状有一致的相关性（无论过敏测试是否呈阳性），可开始对可疑食物进行不超过 4 至 6 周的排除饮食法。

如果排除可疑食物后，患者的过敏症状保持稳定，甚至加重，那么食物触发症状的可能性就不大。

如果经过排除饮食法后，症状有所改善，患者应在专科医生的指导下进行口服食物激发试验，因为皮肤症状的改善可能是巧合（如药物效果）或反映安慰剂效应。

过敏患者不能盲目戒食

只有存在明确的临床相关的食物不耐受时，才推荐采取长期的饮食回避。因为过度限制性的饮食，尤其在儿科患者中，可能导致体重下降、生长发育迟缓、钙缺乏、营养不良等严重影响。

长期的饮食回避，应当在适当的专科医生监督以及营养师的指导下进行，以确保患者基本的营养需求得到满足。

（杨嘉红　邵春海　骆肖群）

三千烦恼丝

头屑多得像下雪，
不是洗个头就能解决的

头屑问题，对很多人来说都是一大困扰，很多人在公众场合根本就不敢拨弄头发，虽然自然界雪花飘飘的场景很美，但是人为的"雪花"却让人喜欢不起来。

天天洗头怎么还是有头屑？

为了头发和头皮的健康，并不建议天天洗头，洗头频次最好控制在冬季 4—6 天一次，夏季 2 天左右一次。其次，头屑产生的原因是多样的，一般来说，头屑是由头部皮脂腺分泌物和表皮角质层的新陈代谢作用共同产生的，为正常的生理现象，一般情况下并不会对人体造成危害。如果头屑特别多，怎么洗都洗不掉，这有可能是以下几个原因。

1. 糠秕马拉色菌

引起头屑的"隐形杀手"叫作"糠秕马拉色菌"，这是一种常见的真菌，主要存在于人的头皮上，并以头皮分泌的皮脂为养料。早在 20 世纪初，医学界就证实了马拉色菌是导致头屑过多的主要原因。

在健康的头皮上，马拉色菌和人类相安无事，头皮的易感性及头皮油脂分泌量会保持相对的平衡状态，脱落的角质细胞零星而透明，肉眼无法察觉。而这种平衡一旦被打破，马拉色菌就会过度异常繁殖，造成表皮代谢加速，表皮细胞会大量脱落，导致头屑的反复产生和脱落，使患者的头皮角质层厚度明显变薄，严重削弱了头皮的防御屏障。此外，由于人体皮脂的分泌与气温高低有关，气温越高皮脂分泌越多，马拉色菌的生长和繁殖就越快，头屑反复发作和头皮表皮细胞脱落的现象就更加明显。这类顽固性头屑可以用酮康唑洗剂来治疗。

2. 脂溢性皮炎

脂溢性皮炎不仅会产生大量的头屑，还会出现头皮油腻、头痒、有痛感等症状，最后还会造成严重的脱发问题。关于脂溢性皮炎带来的头屑问题，建议使用复方酮康唑洗剂、二硫化硒洗剂，按摩头皮 2~3 分钟，达到清洁头皮，净化毛囊，调节油脂分泌的作用。然后搭配洗发水正常清洁头皮头发，温和改善头皮环境。如果有继发感染，可以在医生指导下，使用药物改善头皮状况。

3. 头癣

为真菌感染，有黄癣、白癣、黑癣、脓癣。黄癣俗称"秃疮"，典型皮损为盘状黄豆大小的黄癣痂，中心有毛发贯穿，除去黄痂，其下为鲜红湿润糜烂面或浅溃疡。愈后形成萎缩性瘢痕，遗留永久性秃发。有特殊臭味，感觉剧烈瘙痒。需口服抗菌药物，并联合抗真菌软膏外用治疗。不过随着生活条件和卫生环境的改善，头癣已经较以前大大减少了。

4. 银屑病

俗称"牛皮癣"，是一种慢性易复发疾病，病程长，有的甚至终身不愈。临床表现以红斑、鳞屑为主。全身均可发病，以头皮、四肢伸侧较为常见，多在冬季加重。需使用激素类的溶液外用或钙调磷酸酶抑制剂软膏进行治疗。

头屑与脱发

头屑就好像来自皮肤的污垢一样，是新陈代谢的副产品，是角质细胞剥落而造成的。其实，头屑烦恼不止表面，如果头皮屑反复发作，可使头皮细胞层严重受损，变薄的头皮细胞层再也不能健康毛囊、稳固发根，脱发由此产生，"头顶危机"随之而来。脱发固然和工作压力、生活习惯等外部因素有关，但很大程度上可由头屑间接引发。尤其是在秋天，气候干燥、空气湿度低、皮脂分泌减少、皮肤失去湿润保护，会刺激头皮屑的产生，或使已有的头屑变得更加严重。

总之，有时头屑增多并不单单因为洗头，上述疾病均可导致头皮增多。如果具有以上症状，应及早治疗。

（吴文育）

发际线后移还有救吗?
专家教你如何守住这条"颜值线"

说到当代年轻人面临的万千烦恼,越来越高的发际线,一定榜上有名。巨大的工作和生活压力、不规律的睡眠时间、多油重辣的外卖饮食……这些都是造成发际线后移的"帮凶"。道理大家都懂,可往往又很难做一些改变,直到有一天你看到镜子里的发际线已经"高不可攀"。

发际线就是颜值线

都说守住了发际线就是守住了"颜值线",可见发际线直接影响了颜值。这是因为发际线的位置在正面视角的三庭五眼分布中扮演着极其重要的角色。发际线过高,上庭占全脸的比例就会增加,脸的整体观感也会被拉长;发际线过宽,额头凸显,即使头型很小,脸看起来依然会比别人大上一圈。因此,无论男性还是女性,发际线后移必然会导致颜值下降,即使是五官精致的明星们也逃不过这一定律。

为什么发际线会后退?

实际上一旦发际线出现后移,就说明脱发正在悄悄发生,这个时候就该多注意自己的发量了。据统计,我国大约有 2.5 亿人正在遭受脱发困扰,其中雄激素性秃发(AGA)是最常见的脱发类型,AGA 在男性脱发患者中的比例可以达到 90% 之多。由于前额和头顶部位毛囊对于双氢睾酮(DHT)更加敏感,因此 AGA 的初期表现就是发际线的 M 形后移或者头顶部的脱发。

除了 AGA 之外,还有一类行为也极易导致发际线的后移——扎发过紧。一些特定的发型比如马尾、脏辫、盘发等,会使头发受到持续性的牵拉力,头皮长期处于紧绷状态,长期作用下会导致毛囊出现缺血性的改变,直至毛囊坏死,最终呈现发际线后移的现象,这类脱发在临床上也是比较常见的,并且往往都是女性,我们通常称之为"机械性脱发"或者"牵拉性脱发"。建议大家在日常生活中尽量少扎头发,不要让头皮经常处于紧绷状态,可以经常换一换发型,避免牵拉性脱发的发生。

如何降低发际线?

1. 留刘海

相信很多人都知道通过发型可以修饰脸型,其实这一招用在发际线的遮盖上也是管用的。留长刘海来藏住后移的发际线,不用借助任何外力,相对来说更简单,仅仅是每次理发时与理发师沟通好你的需求即可。但是,最简单的方式带来的效果也是最不稳定的,只要是遇到刮风或者下雨的天气,真实的发际线立刻现出原形。

2. 发际线粉

发际线粉与眉粉类产品并无太大差异,只是使用位置不同,对于发际线粉,大家最担心的应该就是出汗之后会不会"糊"成一片。其实，目前市面上大多发际线粉产品已经拥有防水功能，并不会出现遇汗遇水就糊的尴尬情况，使用起来也只是在出门前多了一个上妆步骤而已，尤其是对于习惯化妆的女性来说更不算麻烦。发际线粉胜在便捷，搭配刘海的效果会更好。但是，上发际线粉也是考验技术的，上多了或者形状不合理都会显得很假，发际线粉本身特性就是只可远观，凑近看很容易露出马脚。

3. 戴假发

假发的使用场景就比较广泛了，无论是多大的脱发面积，假发都可以起到完美掩盖的效果，并且能满足个性化的需求，各种发型、发色任君挑选。不过假发的缺点也很突出——闷！即便商家将其制造材料和透气性宣传得再好，假发本身就是不适合长时间佩戴的，而脱发患者的头皮环境往往是不健康的，此时长时间佩戴假发更是雪上加霜。

4. 药物或植发

前面的三种方法说到底只是障眼法罢了，需要每天或者隔一段时间进行重复操作，要想从根本上改善，美化发际线还得借助专业的医疗手段，比如药物和植发手术。目前美国食品药品监督管理局（FDA）批准用于治疗脱发的药物主要有口服的非那雄胺和外用的米诺地尔两种，植发手术则是将后枕部不易受雄激素影响的毛囊取出后植入到需要改善的位置。

以上就是我为大家总结的几个可以降低发际线的方法，有没有一款适合你呢？当然了，如果你想要一劳永逸的效果，那么建议选择植发，现在已经有越来越多的人通过植发来改善发际线的“先天不足”，让自己的颜值更上一层楼，千万不要觉得植发只是脱发人群的专属哦。

（吴文育）

脱贫脱单不脱发

怎么会发生脱发？

毛发的生长和脱落是由毛囊从生长期到休止期的周期性变化决定的。毛发从毛囊深部的毛球不断向外生长，每根毛发可不断生长若干年，直至最后自然脱落，随后毛囊经过一段时间的休止后再产生新的毛发。这个循环往复的过程就是毛发的生长周期，一般分为3个阶段，即生长期、退行期和休止期。健康状态下，大约85%的头发处于生长期，15%的头发处于退行期和休止期。任何可以影响到毛囊正常结构和生长周期的因素（比如感染、外伤、药物、内分泌、精神、免疫等）都可能引起毛囊的退行、损坏或萎缩，最终导致头发脱落。

脱发的治疗

一定要去正规医院做全面检查，明确诊断脱发疾病的类型与分级。大部分脱发为非疤痕性，包括临床最常见的雄激素性脱发、斑秃、休止期脱发，经规范治疗头发可以再生；小部分属于疤痕性脱发，包括头皮盘状红斑狼疮、毛发扁平苔癣、中央离心性疤痕性脱发以及细菌、真菌感染等，在控制病因的前提下可采取整形外科手段进行修复。

（1）常见脱发疾病的诊疗：雄激素性脱发

雄激素性脱发，旧称"脂溢性脱发"。具有遗传易感性的个体在环境因素的作用下，毛囊中的 5α 还原酶活性增加，将睾酮（T）转化为双氢睾酮（DHT），后者导致头发变稀变细变软（毛囊微小化），最终脱落。

外用米诺地尔溶液或泡沫剂适用于男女雄激素性脱发。男性患者的口服药物为非那雄胺（1毫克），女性口服降雄药物包括螺内酯和口服避孕药。上述药物均需专业医师指导处方使用。

需要注意的是，雄激素性脱发是一种多因素引起的慢性进行性疾病。除了遗传和雄激素两个主要致病因素之外，环境因素包括饮食、睡眠等生活方式也在发病中起到作用。比如很多早发型（30岁前发病）男性脱发患者伴有高尿酸血症、脂肪肝和肥胖；女性患者中多囊卵巢综合征、缺铁很常见。早发性脱发患者中，熬夜者比例很高；同年龄起病的患者中，长期熬夜者脱发加重速度更快。

但对于脱发相对严重或忌惮药物不良反应的朋友，若想额前重回风华正茂，还是要靠毛发移植，俗称"植发"。这是一计拯救发际线的绝杀，提升的精气神不言而喻。植发是自体材料的移植，和肋软骨隆鼻一样，不能用别人的。植发时，枕部（后脑勺）的毛发被提取后种植到前额、顶部等明显影响外观的区域，通过将毛囊重新分布，使头发看起来更加茂密。为什么选用枕部的毛发呢？因为枕部的毛囊与前额的不同，它们不易受激素影响而缩短生长期，不易表现出脱发，而且即便在"搬家"之后依然能保持这一特性。此外，枕部遗留的细小瘢痕很容易被上方的头发遮盖，这让枕部成为毛囊的绝佳供区。提取的毛囊单位在受区设计打孔后，"插秧"种植。发际线形态、毛发种植的方向和密度都需要在术前设计完成。

移植的毛发首先会脱落，移植后 3~6 个月待毛囊"生根"，新的头发才会陆续长出。除了男性的雄激素性脱发，瘢痕性脱发、中重度女性脱发、天生发际线过高等都可以通过毛发移植来改善脱发外观。

（2）常见脱发疾病的诊疗：斑秃

斑秃是一种常见的脱发疾病，以突然发生的圆形或椭圆形局限性斑片状脱发为特点。普通人群罹患斑秃的终身风险约为 2.1%，男女均可受累，可以在任何年龄阶段发病。轻症斑秃通常只带来美学方面的影响，但是有一部分的患者会进展成重症（脱发面积＞50% 头皮面积）。临床上斑秃除了最常见的斑片型脱发，还有一些其他类型表现（约占 20%），包括网状斑秃、匍行性斑秃、急性弥漫性斑秃、全秃和普秃，这些类型的斑秃通常预后较差，会显著地影响患者的容貌、心理和生活质量，给个人和家庭造成巨大的压力和负担。

斑秃的治疗目前主要包括外用或局部注射糖皮质激素、口服免疫调节剂（复方甘草酸苷、胸腺素）、中药治疗、外用米诺地尔溶液或泡沫剂等；对一些重症或持续进展的患者可系统应用糖皮质激素或 JAK 抑制剂，这需要医生根据患者的症状和化验结果综合判断决定。

从某种意义上而言，斑秃是一种机体免疫紊乱的外在表现，患者应该对此引起重视，一旦得病应及时就诊。同时要纠正不良的生活习惯，注意休息，避免熬夜疲劳，调整心情，缓解精神压力，减少焦虑。

（盛友渔）

万 "斑" 烦恼

教你认识脸上的各种斑斑点点

什么是色斑?

色斑是指局部皮肤的黑色素增加。简单来说,黑色素来源于皮肤的黑素细胞,当各种原因诱导了黑素细胞的功能异常活跃或数目增多,黑色素就会产生过多,无法被皮肤正常代谢,即会产生色斑。

常见的色斑有:雀斑、晒斑、黄褐斑、老年斑、褐青色斑、炎症后色素沉着、黑变病、太田痣、咖啡斑等。

1. 雀斑

雀斑是一种遗传性疾病,常有家族史,儿童时期即可出现,青春期前后加重。雀斑好发于颜面、颈部、手臂等日晒曝光部位,特别是鼻梁和两颊最为常见,表现为浅褐或深褐色小斑点,圆形或

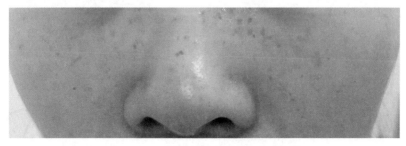

图 76　雀斑

不规则形状，边界清楚，针尖至米粒大小，表面光滑，孤立而不融合。雀斑与日晒关系明显，夏天时数目多、斑点大，为深褐色，冬天则减轻。一般来说皮肤越白的人越容易长雀斑。

2. 黄褐斑

黄褐斑是很常见但又非常难治的一种色斑，极易反复，多见于中青年女性。大多对称分布在面颊、前额及下颌，以两颊颧部最常见，通常深浅不一、形状不规则、边界不清，呈片状，淡褐色或深褐色。日晒后色斑颜色加深，有些患者月经前颜色也会加深。

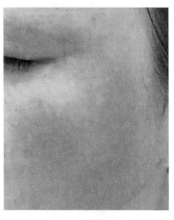

图 77　黄褐斑

3. 老年斑

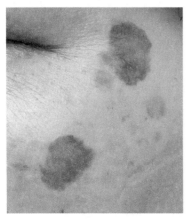

图 78　老年斑

在医学上称为"脂溢性角化症"，多发生在中年以上的人群中，但随着日晒和熬夜增多，发病年龄也逐渐低龄化。这种斑常见于面部和手背等曝光部位，表现为大小不一、形状各异的浅褐色、褐色或深褐色的斑点或斑片，表面光滑。随着时间推移，这类色斑会慢慢地高出皮肤表面，角质层严重增厚、粗糙。

4. 褐青色斑

在医学上称为"颧部褐青色痣"，"获得性太田痣"等。好发于 20~40 岁女性，表现为两侧颧部及颞部对称分布的直径 1~5 毫米的黑灰色或青灰色斑

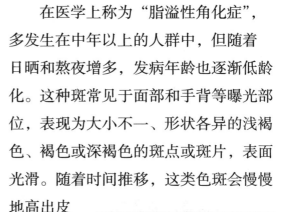

图 79　褐青色斑

点，呈圆形或椭圆形，散在团状分布，通常不互相融合。一旦有融合趋势，一方面可能是色斑加重，另一方面则是合并了其他类型色斑，尤其是黄褐斑。

5. 炎症后色素沉着

顾名思义，就是指皮肤损伤时的炎症反应留下的色素沉淀。这种炎症可以是皮肤感染、过敏、外伤、晒伤等。表现为淡褐色、红褐色或深褐色的斑片，局限在皮肤炎症部位，界限清楚。最常见的就是痤疮（痘痘）消退后留下的"痘印"。

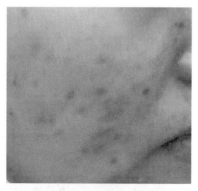

图80　色素沉着

6. 黑变病

可有长期焦油、化妆品、香精、染发剂或染料等接触史，或者其他炎症性皮肤病史。早期表现为面部红斑、脱屑，可伴有瘙痒，随后逐渐出现网状或弥漫性色素沉着斑，常呈褐色或灰褐色，可伴有毛细血管扩张。

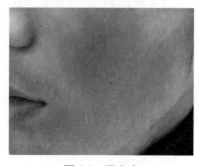

图81　黑变病

7. 太田痣

太田痣通常在出生时或出生后不久就发生，但也有少部分人到青春期才逐渐显现，多为单侧分布，优先累及三叉神经第一、第二支区域，也就是常位于颧部、颞部、眶周、眼结膜等部位，表现为褐黄色、青灰色或灰蓝色的融合性斑片，边界不清，而且颜色深浅不一，通常中央色深，边缘

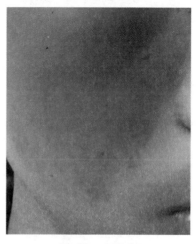

图82　太田痣

渐变淡，偶尔色斑的某些区域可见隆起的米粒至绿豆大小的小结节。

8. 咖啡斑

咖啡斑通常也是在出生时或婴儿期就会出现，可以发生在身上任何部位（但主要是在非暴露部位），大小由数毫米到数十厘米不等，边界清楚、颜色均匀，因为长得像牛奶和咖啡混合在一起的淡咖啡色，所以也叫"牛奶咖啡斑"。如果是多发性的咖啡斑可能与一些遗传性疾病相关。

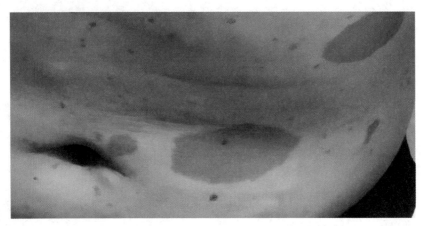

图83　咖啡斑

色斑表现复杂、原因多样，不同类型的色斑处理方法也不同。有些可以通过外用药和口服药物改善，而有些只能依靠激光、化学换肤或强脉冲光等治疗。一旦出现色斑，建议大家到正规的医疗机构找专业的皮肤科医生进行诊断和治疗。

（徐中奕）

老年斑是老年人的"专利"吗？
关于老年斑的知识，该更新了

误区一：老年斑是老年人的"专利"

脂溢性角化是一种良性皮肤肿瘤。日光照射与脂溢性角化的发生密切相关，居住于热带地区的人发病率更高、发病年龄更早。尽管老年斑多与遗传和日晒相关，但外伤（如油溅伤、轻微划伤）也可能导致老年斑。在热带地区居住或长期在户外工作的人，出现老年斑的年龄会相对前移。因此，老年斑并不是老年人的"专利"，也可发生于中青年。大大小小的老年斑，刚开始是平的，后面会慢慢长成高出皮面的隆起的皮疹。

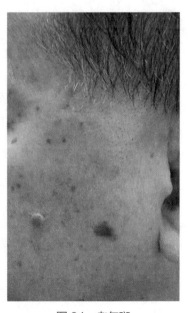

图 84　老年斑

误区二：老年斑 = "长寿斑"，是长寿的标志

老年斑较少见于 40 岁以下人群，随着年龄增长，其发生率及数

量逐渐增加。因此，在长寿老人的身上可能会见到较多的老年斑。但这并不代表"有老年斑就一定长寿"，如同"老年人多白发，但白发并不代表长寿"。

误区三：老年斑只长在脸部

尽管面部是"老年斑"最常发生的部位，但颈部、躯干部、四肢及手背等部位也常有老年斑的"踪影"，手掌、脚底等部位很少发生。由于面部裸露在外且最受关注，故人们容易产生老年斑只长在脸上的误解。

误区四：老年斑无法避免，只能任其发展

老年斑虽然与年龄增长、皮肤老化相关，但日晒、轻微的外伤都可能导致其产生。因此，有效的皮肤护理是预防老年斑的关键。

首先，防晒很重要。尽量避免在紫外线强的时间段外出；外出时，尽量选择有遮蔽处行走或停留，使用防晒伞、防晒帽、防晒外套等进行物理遮挡；在做到"躲"加"挡"的前提下，还要正确选择防晒霜并足量使用。

此外，维持皮肤屏障的完整性是解决皮肤问题的关键因素之一。在做好防晒的同时，局部皮肤如有干燥、脱屑等屏障受损的表现，需将皮肤保湿、修复屏障的工作"提上日程"。

误区五："老年斑"只影响外貌，对健康无害

老年斑是一种良性疾病，但在形态上可能与皮肤癌前病变或某些恶性皮肤肿瘤相似。

另外，某些病毒性皮肤疾病（如扁平疣、寻常疣等），也与老年斑形态相像，普通人很难区分。因此，当面部或身体某些部位出现了"斑点"，患者应至皮肤专科就诊，明确"斑点"性质。

还有一种情况须引起警惕。尽管身上的"斑点"确为老年斑，但其数目与体积在短期内迅速增加，则可能是内脏恶性肿瘤的皮肤表现。因此，若发现身上（绝大多数在背部）的老年斑突然变多、变大，须及时就医，接受全身检查。

误区六："祛斑"这点小事不必去医院

早期的老年斑（仅表现为局部色素增加，触之未高出皮肤表面）可采用各类调 Q 激光（如调 Q 红宝石激光、紫翠玉激光、YAG 激光）或皮秒激光进行治疗。治疗后，仅有局部结痂，不遗留瘢痕。此时是老年斑治疗的最佳时期，尤其是面部的老年斑。随着病程延长，老年斑可逐渐增厚。一旦其高出皮肤表面，就需要 CO_2 激光"上场"了。CO_2 激光利用瞬间高热使局部组织气化（直接将斑"烧掉"）。治疗后，可能会遗留较表浅的瘢痕或皮肤纹理的改变。需要注意的是，激光属于医疗操作的范畴，一定要去正规医院就诊和治疗，切不可在美容院和所谓的"工作室"，由非专业人员进行"祛斑"。

（乐百爽　卢忠）

指甲趾甲的甲

指/趾甲月牙，指（趾）甲有白点，
指/趾甲纵线……指（趾）甲想告诉我们什么?

"甲"是皮肤的附属器，我们通常所说的"甲"在医学上被称为"甲板"，由角质形成细胞构成，最主要的成分是角蛋白，可以理解为皮肤的另外一种表现形式。

因此，大多数的"甲疾病"都是看皮肤科哦!

指甲、趾甲和我们的皮肤一样，会有各种各样的表现。下面，我们就来看看这些甲改变代表了什么，小小的甲到底想告诉我们什么!

甲月牙

指/趾甲近甲床的位置，可以看见白色的小月牙。那么，月牙越多身体越健康吗?

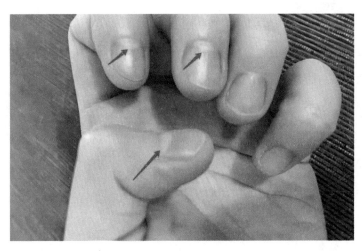

图 85　甲月牙

我们先来了解一下"月牙"是什么。"月牙"是新生的角质形成细胞，是由指 / 趾甲下面的"甲母质"产生的，这些新生的角质形成细胞新鲜又多水，所以看起来"又白又嫩"。这些角质形成细胞，不停地被推挤着向前，越挤越扁，密度越来越大，变得越来越坚硬，就形成了前面看起来不那么白的指 / 趾甲。中间的角质形成细胞会比两侧产生得快，所以会形成一个月牙的形状。

角质形成细胞产生得越快，月牙就会越大。一般来说，甲使用得越多，角质形成细胞产生得越快。所以勤劳的大拇指、食指更容易看见月牙，不怎么用到的小拇指、趾甲就不那么容易看见月牙。

角质形成细胞产生的速度还和人体的新陈代谢有关，新陈代谢越快，角质形成细胞产生得越快，就越容易看见月牙。每个人的甲母质的深度、指甲的勤劳程度都不一样，所以通过月牙的大小、月牙的深度的不同来同其他人比较身体新陈代谢的好坏就很不公平！

但是，我们可以自己和自己比一比月牙的大小，如果短时间内月牙都消失了，可能是新陈代谢不正常减慢，或者短时间内长出了又宽又嫩的月牙，尤其是在我们的不常用的小指甲、趾甲，可能是新陈代谢不正常加快，出现这些情况就得警惕甲状腺功能的变化，应及时就医，完善相关的检查。

划重点：不要和别人比甲月牙的大小，甲月牙的多大多小没有统一的标准；如果自己的月牙短时间内发生变化，需要警惕甲状腺等疾病，需及时就医完善相关检查。至于甲月牙缓慢消失，可能是年纪大了或者越来越懒了，赶快活动起来吧！

点状甲

指甲上有时候会出现白色的点状物，这是不是缺钙、营养不良、肚子里有蛔虫？

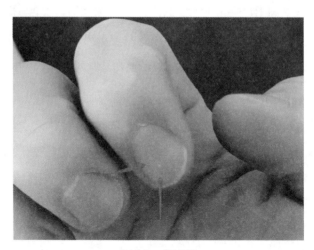

图 86　点状甲

指 / 趾甲上面的点状物，是甲受伤之后留下来的痕迹，类似于皮肤上的疤痕，可能是我们的指 / 趾甲无意间被门夹到、被我们的牙咬到或被指甲锉摩擦到，这些伤害一般很轻，感受不到疼痛，根本不会被我们注意到。但是，这些伤害还是对小小的甲造成了一点点损伤，留下来一个白色的点状"疤痕"，但这个疤痕和我们的心肝脑肺肾没有什么关系，大家不要担心。给指 / 趾甲一点时间，让它慢慢地向前推进，把"疤痕"渐渐地"挤出去"就可以了。

甲的白色竖纹

指 / 趾甲上出现竖条纹，这是不是指甲想告诉我们肝脏、肾脏出了问题？需要查肝肾功能吗？

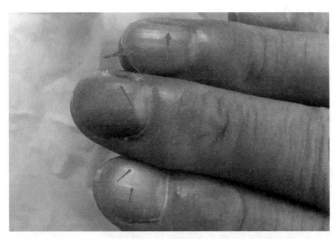

图 87　甲上的白色竖纹

白色竖条纹在我们的指 / 趾甲上很常见，从侧面看会更明显，摸起来还有点粗糙。那么，为什么会出现这种白色竖条纹呢？甲其实可以理解为皮肤的另外一种表现形式，所以指 / 趾甲也和我们的皮肤一样，会有长皱纹、变粗糙的时候，甲上的竖条纹就是这些"皱纹"。随着年龄的增长，竖条纹会越来越明显。

那么，有人又会问了："为什么我年纪轻轻，也有竖条纹了呢？"抛开每个人基因上的差异不说，产生竖条纹的原因有生理性的和病理性的。生理性的，比方说美甲、咬指甲、洗手液刺激、消毒液刺激等，这些都会对我们看起来坚硬的甲板造成伤害，会产生竖条纹。病理性的，一般是手足的疾病，比方说湿疹、真菌感染、甲沟炎、扁平苔藓等，但是这些疾病不会只表现在指/趾甲上的竖条纹，还会伴有其他一些皮肤表现。

总之，指 / 趾甲上出现竖条纹，与我们的肝肾是没有什么关系的。如果手足皮肤没有其他表现，大家不要过度忧心，不要过度洗手、美甲，少咬指甲，多涂护手霜就可以了。如果伴有一些手足皮肤的改变，应及时到皮肤科就诊。

甲点状凹陷

甲点状凹陷是因为被虫子咬了吗？

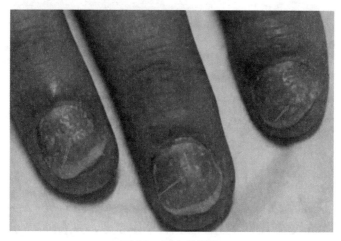

图 88　甲点状凹陷

有时候我们会在指 / 趾甲上看见一个个小点状凹坑，就像被针扎了一样，这样的甲改变在医学上被称为"顶针甲"。如果只是单独的顶针甲无须担心，但是如果伴有皮肤的改变，比方说躯干、四肢反复出现瘙痒性皮疹，头皮反复脱屑等，或者伴有关节的畸形、疼痛，需要警惕银屑病，应及时就诊，让医生帮忙明确。

（胡飞飞）

得了灰指甲，一个传染俩

张大妈最近总感觉睡不醒，吃不下饭，身体也没力气，连小便也变成了金黄色。到医院一查，竟是中重度肝损伤，差一点就演变成肝衰竭。张大妈平时也没有肝脏的毛病啊，怎么一下子突然这么严重了？

原来，竟然是在修脚店治疗灰指甲惹的祸。修脚店推销给张大妈的价值 2 万元的保健品"××牌口服液"，里面所含的成分非但不"保健"，反而是造成肝损伤的罪魁祸首。

这款保健食品里含有首乌藤。而首乌藤、何首乌生品及炮制品引起肝损伤的不良反应病例近些年临床上一直有报道，其中不正规服用保健品、中草药而造成肝损伤的非常多见。临床上根本不会将这类药物用于治疗灰指甲。

为什么张大妈会选择在修脚店治疗灰指甲呢？她觉得灰指甲好像不是什么大毛病，但是很难缠，不太容易治好，去医院太麻烦，而修脚店的工作人员那么"热情周到"，还方便，便毫不犹豫选择了他们。

什么是灰指甲？

灰指甲是一种俗名，医学上属于慢性的甲真菌病。

甲真菌病是指由皮肤癣菌、酵母菌和非皮肤癣菌性霉菌侵犯甲板和（或）甲床所致的疾病。发病部位包括趾甲和指甲，是皮肤科常见的疾病，约占所有甲疾病的 50%。人群发病率高，20 世纪 80 年代，对上海 11 万居民的调查结果显示，甲真菌病患病率为 5.69%。

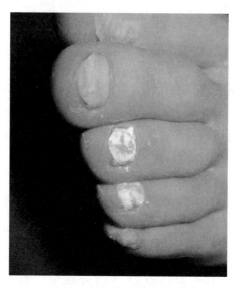

图 89　灰指甲（赵颖供图）

得了灰指甲要到医院接受正规治疗！

甲真菌病治疗包括口服药物治疗、外用药物治疗和其他辅助治疗。

口服药物治愈率高于外用药物。口服首选药物为特比萘芬或伊曲康唑，氟康唑为二线药物。确诊甲真菌病，无口服药物应用禁忌证，均可采用口服药物治疗。

局部外用药物治疗也是甲真菌病的重要治疗手段，目前国内推

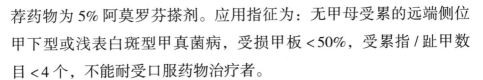

荐药物为5%阿莫罗芬搽剂。应用指征为：无甲母受累的远端侧位甲下型或浅表白斑型甲真菌病，受损甲板<50%，受累指／趾甲数目<4个，不能耐受口服药物治疗者。

局部外用药物还可与口服药物联合，有研究显示相较于单用口服药物，联合用药在提高疗效和降低复发率方面显示出优势。

问题来了，正规治疗就不会伤肝了吗？

口服药物治疗是治疗甲真菌病的主要手段。

目前甲真菌病治疗的一线药物和二线药物都有一定的肝毒性，综述文献报道，服用特比萘芬的人发生肝损伤的比例为1.7%，服用伊曲康唑的人发生肝损伤的比例为4.6%（均包括无症状肝损伤）。虽然发生的比例不高，但还是要积极地防范，这样可以尽早地发现肝损伤，及时停药，必要时加用护肝药物及时治疗，尽可能降低肝损伤的风险。待肝功能恢复正常且保持稳定后，再评估是否能够继续口服抗真菌药物治疗。

还要多次抽血检测肝功能？

轻度的肝脏损伤一般没有明显的不适感，因此肝功能监测可以及时地提示肝功能出现异常。临床通常在连续口服药物4~6周时，通过抽血检查评估患者的肝脏情况。对于一些风险比较大的患者，临床也会根据实际情况在新疗程开始前就对患者肝功能进行评估。

除了抽血监测肝功能，还有什么症状可以用于自我识别吗？

在定期进行血液监测期间，如果出现了下面的症状，应该及时就医。

大多数患者起病时有明显症状，如食欲减退、恶心、呕吐、腹胀、腹痛、皮肤瘙痒等，部分患者伴有发热、流感样症状、关节或肌肉痛、皮疹。

什么样的人更容易发生肝损伤呢?

（1）本身有肝功能不全的患者。因为这两个药物都在肝脏代谢，肝功能不全可导致药物的代谢降低，血药浓度升高，易出现肝损伤。

（2）合用与治疗药物有相互作用的药物的患者。这一点老年人更需注意，因为老年人慢性基础疾病相对较多，合用药物多，因此，在就诊时，要详细地告诉医生自己目前正在服用的药品，以判断是否存在药物相互作用，及时地做出剂量调整。

（3）服药期间依然饮酒的人。切记，喝酒不吃药，吃药不喝酒。

小叮嘱和小总结

尽管口服抗真菌药物有一定的肝脏损伤风险，但只要正规治疗，合理监测，肝损伤的发生率还是很低的。关键还是要遵医嘱剂量和疗程服药，定期监测肝功能。告别灰指甲的同时，远离肝损伤。

（迟丹怡　朱小华）

有"痣"之士

一颗痣差点要了命！
你需要了解的关于痣的知识

　　家住上海浦东的沈奶奶已 101 岁高龄，是远近闻名的"长寿之星"。但她最近却开心不起来，老人右侧面颊有一颗存在多年的痣，其周围出现了一块黑斑和一粒赤豆大小的棕黑色"肉疙瘩"，短短三个月，肉疙瘩竟迅速长到了乒乓球大小，而且轻轻一碰就破溃出血。沈奶奶和家人直奔医院，医生发现沈奶奶的病情十分严重，结合病史和皮疹形态，考虑皮肤恶性肿瘤可能性大，尤其要警惕黑色素瘤！随后的皮肤活检病理和免疫组织化学染色均证实了这一判断。黑色素瘤是起源于皮肤黑素细胞的恶性肿瘤，是临床恶性程度最高的肿瘤之一。虽然其发病人数只占皮肤恶性肿瘤患者的 5%~10%，但在皮肤恶性肿瘤死亡患者中却占 75%，病情凶险程度可见一斑。皮肤科医生与皮肤病理室、检验科、麻醉科等辅助科室医生，为老人"量身定制"了手术方案。老人在局麻下行右面部黑色素瘤姑息性切除术。可喜的是，术后病理显示各切缘均未见累及，换言之，瘤组织切除得十分干净！

　　痣，每个人身上或多或少会有几颗，有些显得漂亮可爱，辨识度高，可是更多的，会让人觉得不好看，或者担心恶变，这时候，就会产生祛痣的需求。

什么是痣？它从何而来？

我们说的痣，通常就是黑素细胞痣，是一类黑素细胞的良性增生。有先天的也有后天的，大部分在出生 6 个月后开始出现，儿童期和青春期痣的数量增加，20 多岁时达到高峰。痣的外观形态多种多样，形状可平可凸，颜色或黑或棕、或深或浅，痣中有时生有毛发。

根据痣细胞在皮肤内的解剖位置，可分为交界痣、混合痣和皮内痣。

（1）交界痣：痣细胞位于表真皮交界的位置，通常较小，直径 1~6 毫米，平滑，无毛，扁平或略高出皮面，淡褐色至深褐色斑疹。身体任何部位都可以发生。掌跖及外阴部位色素痣往往为交界痣，存在潜在的恶变机会。因此，对于生长在以上部位的交界痣，需要留意其形态变化，避免不当的刺激，有变化时应及时处理。

（2）皮内痣：痣细胞位于真皮内，与表皮之间隔有正常的真皮组织，成人常见，呈半球形隆起的丘疹或结节，直径数毫米至数厘米，表面光滑或呈乳头状，或有蒂，可含有毛发。目前认为皮内痣的黑素细胞较成熟，恶变概率非常小。

（3）混合痣：外观类似交界痣，但可能更高起，有时有毛发穿出，多见于儿童和少年。

什么样的痣需要警惕？

一般我们身上的痣都是一些"好痣"，但是也需要警惕一些"坏痣"，我们可以通过字母 ABCDE 来帮助分辨。

非对称性（Asymmetry）：形态不对称或表面突然由光滑变毛糙。

边缘不清（Border）：边缘不整齐或模糊，可有毛刺或呈锯齿状。

颜色改变（Color）：颜色不均，可呈花斑样。

直径过大（Diameter）：直径大于 6 毫米或突然变大。

变化（Evolution）：由平坦突然变为结节状突起，周围出现了小黑点样的"卫星灶"，破溃，出血等。

有什么方法可以祛痣吗？

1. 手术切除 + 病理

对于体积较大的（比如直径 >2 毫米）、在容易摩擦部位的（比如手掌、足跖、黏膜、外阴、腹股沟等）、蓝痣、有恶变倾向的痣均需要采用手术彻底切除，切除后做病理检查。

2. 激光

小于 2 毫米的痣，在皮肤镜观察下确定是良性的，目前多采用 CO_2 激光、Nd:YAG 激光等进行治疗。这种方法的创伤小、痛感低、恢复快，术后感染机会少，护理简单，不影响正常工作生活。激光祛除黑素细胞痣也有其缺点，若激光治疗的皮肤层次过浅、尚有残留，则有复发的可能，需再次行激光治疗，但是激光对痣有一定的刺激，不建议超过 3 次，若 3 次激光治疗仍未祛除，建议行手术切除。因此，激光治疗黑素细胞痣应该选择正规医院的整形外科，切勿在不正规的美容机构随意多次进行激光祛痣。

（黄淳韵）

教你一招，轻松识别皮肤上的"定时炸弹"

皮肤是人类最大的免疫器官，又是抵御外界刺激的第一道防线。随着年龄的增长，最先开始出现衰老的是皮肤，主要表现为出现皱纹和皮肤增生，而增生有时会演变成肿瘤。下面教你一招，可以鉴别90%以上的常见皮肤肿瘤，让你不再为此困扰。

色素痣和黑色素瘤

色素痣，俗称"痣"，是人类最常见的皮肤肿瘤，一般为黑色，

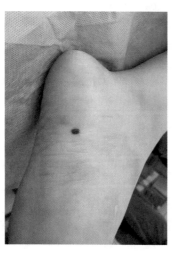
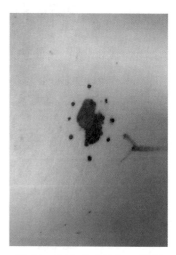

图90　足底交界痣边缘规则　　图91　黑色素瘤边缘不规则

绝大部分是良性的，平的一般为交界痣，凸起的一般为皮内痣。黑色素瘤通常是在色素痣的基础上恶变形成的。那么，如何判断自己的痣有没有发生变化呢？有几个简单的方法：（1）短期内有没有迅速增大；（2）有没有发生破溃，老是长不好；（3）边界不规则，或者在原来的边界旁又有星星点点长出来。如果出现这些现象，要及时去医院就诊，以防延误病情。当然，如果色素痣较大或者位于手掌、足底等容易摩擦的部位，还是建议尽早手术切除。

脂溢性角化

也称为"老年斑"，是皮肤老化的一个标志，多出现在老年人面部。多为褐灰色突起，偶尔会脱落，但很快重新生长。脂溢性角化多数是良性病变，只是影响美观。早期比较小的可以用激光祛除。当病灶因为脆、易破溃，反复出血时，应及时去医院做活检化验，以免发生恶变。

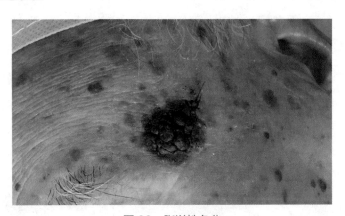

图92　脂溢性角化

日光性角化

好发在老年人面部，一般为平于皮肤表面的红斑，表面有少量的痂皮。是老人在年轻时接受了过多的日晒而形成的。当这些"红斑"经常破溃出血或者短期内出现增生，一定要注意了。它有向鳞状细胞癌转变的倾向，要及时就诊处理。

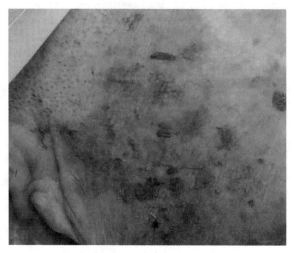

图 93　日光性角化

基底细胞癌

属于皮肤恶性肿瘤中最常见，也是最轻的类型。主要表现为黑色突起，头面部多见。有时候常与色素痣混淆，一般情况下色素痣长了很久了，比较稳定，而基底细胞癌病程较短，生长迅速，脆且易出血。从颜色来看，色素痣是褐黑色，而基底细胞癌偏向蓝黑色。仔细看，基底细胞癌的表面和周边皮肤可能还有扩张的毛细血管存在。基底细胞癌要手术扩大切除。一般为根治性，不会发生转移。

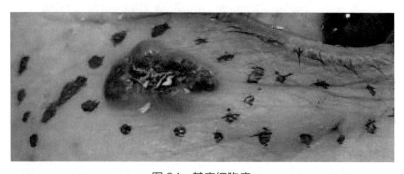

图 94　基底细胞癌

表皮样囊肿

好发于年轻人，在皮脂比较发达的部位，特别是背部，其次是面部。主要表现为皮下一个囊肿，表面有个"针眼"，里面常挤出牙膏状分泌物，有臭味。对于这个病目前最好的方式是早期手术切除。拖延或反复感染会使手术范围变大，术后瘢痕明显。

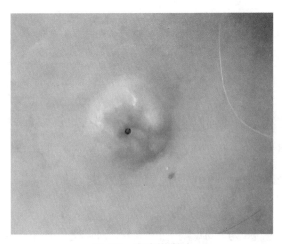

图95 表皮样囊肿

以上是临床最常见的皮肤肿瘤，当病灶短期增大，破溃，或经久不愈时就要引起注意了。当然因为皮肤的组成还有很多附属器官，也会出现一些良恶性病变，一旦有其他特殊表现，要及时去医院就诊。

（龚轶一）

"腋"来香

和祖传的"尴尬病"说拜拜

　　春暖江风润，花鸟迎路人。随着气温转暖，人们逐渐卸去厚厚的冬衣，来到户外，张开双臂去拥抱大自然。但一些人却开始犯愁了，他们身上的特殊气味随着衣物的减少愈加明显，常常使周围的人避之不及。

　　这种气味被称为"狐臭"，也称"腋臭"。主要从腋窝下散发出，一般有家族遗传，男女发病概率相同。通常从青春期发育开始出现，至中老年开始减弱。近年来，随着青春期的提前，有的儿童甚至 10 岁左右就开始出现症状，由于同学们的疏远，会导致其产生自卑感，影响身心健康。

　　什么时候开始干预？要注意些什么？

　　当小朋友开始逃避集体活动时，家长一定要重视并采取正确的心理疏导，告诉他这只是个体的差异，将其引导至积极向上、乐观的情绪上。平常穿宽松、透气的衣服，少吃辛辣刺激的食物，比如洋葱、辣椒等；勤洗澡，当运动后出了大量汗时，可用酒精棉球适当擦拭下腋部，会取得一定程度的缓解。在 18 岁之前，一般不建议采取外科治疗，因为此时大汗腺还未发育成熟会导致清理不彻底，术后残留气味。实在严重的可以用肉毒素腋下注射，可取得较好的效果，一次能维持 4~6 个月。注射时间推荐春季气温转暖时。

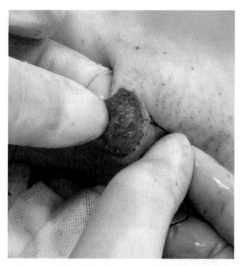

图 96　颗粒状的大汗腺是腋臭的"元凶"

如何选择治疗方式？

　　要根据年龄、严重程度、治疗期望，甚至工作性质来综合选择治疗方式。18 岁之前的一般建议肉毒素注射，注意平时的生活饮食习惯即可。18 岁之后可以采取大汗腺清除的方式。腋臭的根本原因是大汗腺分泌的特殊蛋白经皮肤表面的细菌分解后产生气味，而大汗腺是不可再生的，去除了就没了，所以能取得"根治性"的效果。如果是程度比较轻的，又惧怕手术，注射即可。如果气味较重，期望彻底改善的，那么就需要手术切

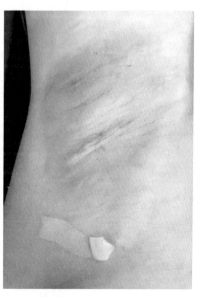

图 97　手术切除大汗腺

除大汗腺了。手术治疗一般需要休息 10 天左右。如果工作较忙，没有那么多时间，也可采取创伤较小的射频、微波治疗。

外科手术、"黄金"微针（射频）、微波治疗有哪些区别？

本质上，它们的目的都是清除大汗腺。外科手术是沿着腋皱襞切一个小口（约 2 厘米），然后暴露大汗腺，直视下将其剪除。射频治疗是用射频产生的热量集中在微针上，将微针刺入皮下大汗腺旁将其高温热解。微波治疗是将微波产生的能量集中传递至大汗腺的层次，将其热解。从创伤来讲，外科手术最大，不过，它的治疗效果也最好，费用最低。射频和微波因为要用到一次性耗材，所以费用较高，治疗的效果受到大汗腺的层次、治疗能量的设置、严重程度等因素的影响会产生波动，但它们的优点是没有手术切口，术后恢复较快，停工期较短。

因此再也不用担心啦，不同年龄、不同程度、不同生活节奏的患者都可以选择适合自己的治疗方式，让"尴尬病"不再尴尬，春暖花开，放飞自我！

（龚轶一）

病毒入侵

带状疱疹——多么痛的领悟

只要得过带状疱疹，或者看到过亲人、朋友得过带状疱疹的人，那种"比牙痛还痛，痛起来真要命"的感觉，真是想忘也忘不了。

问题一：带状疱疹会传染吗？

答：带状疱疹由水痘——带状疱疹病毒引起，这个病毒有传染性，可以通过接触带状疱疹患者皮疹或者呼吸道传播，因此建议不接触患者皮疹及换洗衣物。对于免疫力低下人群，比如婴幼儿、老年人、服用免疫抑制剂的患者等，还要注意呼吸道隔离。

问题二：带状疱疹能根治吗？得过一次带状疱疹以后，还会反复得吗？

答：带状疱疹可以治疗，皮疹和神经痛都可以通过相应药物控制和痊愈。但是治疗之后病毒还会以极少拷贝数"躲"到神经根中，一般来说人体的免疫力在经历了一次带状疱疹之后可以起到终身免疫的作用，也就是不让这些病毒再出来为非作歹，但是在免疫力极低的人群中，他们仅有的免疫力不能战胜这些残余病毒，从而引起带状疱疹复发。

问题三：刚刚发出来的带状疱疹，可以用些什么药来阻止其发展？

答：建议早期抗病毒治疗，以减少从神经根中"溜出来"的病毒损伤神经；同时使用营养神经类药物，减少神经痛的产生。如果没有肾功能不全者建议口服伐昔洛韦，或泛昔洛韦，每天口服 2~3 次，较阿昔洛韦（一天 4~5 次）口服更方便，生物利用度更高。如果有肾功能不全，也可以口服溴夫定，抗病毒效价较高，且对于肝肾没有影响。但是，自行用药存在很大风险，建议患者用药前先就医咨询。

问题四：在孕期或者哺乳期得了带状疱疹，用药有什么讲究吗？

答：对于在孕期或者哺乳期得了带状疱疹的患者，建议到同时有妇产科和皮肤科的综合性医院就诊，因为很可能需要医生根据情况进行多学科会诊。带状疱疹病毒对于胎儿发育的影响在孕期的各个阶段也不同，因此建议到专业妇产科医院的产前咨询门诊咨询。

问题五：带状疱疹可以预防吗？有疫苗吗？

答：目前带状疱疹疫苗在国内已经上市，在社区卫生中心可以预约注射。仅适用于 50 岁以上人群。疫苗对带状疱疹的预防保护力较强，数据显示接种疫苗 10 年后保护效力依然近 90%。

问题六：得了带状疱疹有忌口吗？

答：很多人来门诊问，说是老人得了带状疱疹之后什么都不敢吃，很是可怜。这是一个误区，带状疱疹属于病毒感染，不是过敏性疾病，和食物过敏毫无关系，相反，我们建议患者要均衡摄入各种营养，以帮助机体恢复良好的免疫状态。但是由于治疗带状疱疹时一般需要口服一些抗病毒药物，因此我们建议患者不喝酒，不吃辛辣的食物，以免影响药物疗效。

问题七：带状疱疹后遗的神经痛，可以去哪里看？可以长期服用止痛片吗？

答：带状疱疹后遗神经痛治疗的目的是尽早控制疼痛，缓解伴随的睡眠和情感障碍，提高生活质量。原则上要尽早、足量、足疗程及联合治疗，因此我们建议使用有效剂量的止痛片，有效缓解疼痛之后避免立即停药，仍要维持治疗至少2周。如果单一药物不能获得满意的疼痛缓解效果时，需要联合用药。不建议长期使用止痛片，如果疼痛仍然不能缓解可以加用其他非药物类治疗，如神经介入治疗、针灸理疗等。

2016年发布的"带状疱疹后神经痛诊疗中国专家共识"由疼痛科、神经内科、皮肤科、麻醉科、神经科学研究所、疼痛生物医学研究所等学科、机构的权威专家共同拟定，可见，带状疱疹后遗神经痛不是一个单一的问题，常常需要分步骤、多学科合作。

问题八：带状疱疹会留疤吗？

答：一般类型的带状疱疹感染之后不会留疤，但是对于一些特殊类型的带状疱疹如发作时有大疱、血疱或坏疽的，之后会留下疤痕。

友情提示：不忘关心心里的"痛"

研究数据显示，在带状疱疹后遗神经痛的患者中，有30%~50%的患者疼痛持续超过1年，部分患者病程可达10年或更长。不少患者说，因为带状疱疹后的疼痛，甚至产生过抑郁甚至想轻生的症状。我们想对你说，你并不孤独。

　　根据国内外研究以及临床经验，很多带状疱疹后遗神经痛患者常伴情感、睡眠及生命质量的损害，有焦虑、抑郁、注意力不集中、中重度睡眠障碍的表现，有些患者还会出现多种全身症状，如慢性疲乏、厌食、体重下降、缺乏活动等。因此，无论是患者、家属还是医生，不仅仅要关怀身体的"痛"，还要关心心里的"痛"，尽量寻找正确的治疗方式，战胜身体和心里的"痛"。

（杜娟）

单纯疱疹不"单纯"

疱疹病毒是一组具有包膜的 DNA 病毒，在自然界分布极广。目前已发现与人类相关的疱疹病毒有 8 型，其中 1 型为单纯疱疹 1 型（HSV-1），2 型为单纯疱疹 2 型（HSV-2）。下面，我们先聊聊"单纯"的这两型。

单纯疱疹其实并不单纯，经常能给我们的日常生活掀起那么点小风浪。

HSV-1 的那些事儿

HSV-1 感染引起的疾病很多人都得过，俗称"发火气"，常见于口角位置的红斑，簇集的小水疱，偶尔会有疼痛和瘙痒感。虽然老年人常常用"这是你身体不好，上火"来解释，但是从西医角度，这就是 HSV-1 病毒经过呼吸道（主要是鼻咽部）、口腔、眼以及破损皮肤侵入人体。原发感染（也就是第一次感染这个病毒，这时候身体里面还没有这个病毒的抗体）往往是通过直接接触患者获得。当然还有很重要的一部分，是孕妇通过胎盘感染胎儿的，这种情况比较危险，容易引起胎儿流产、畸形或智力低下，所以务必引起我们的关注。

哪些人群容易感染这样的病毒呢?

病毒喜欢趁虚而入,大多数人群在免疫力低下如感冒或者患有其他消耗性疾病的时候均容易感染。但是,正常人感染一般只发病于皮肤黏膜表层,比如口周等部位。而长期免疫力低下的人群是它的最爱,比如新生儿、孕妇、严重营养不良或者患有其他感染的儿童,患有皮肤疾病有皮损人群、免疫缺陷或者使用抑制免疫药物(口服激素、使用化疗药或者免疫治疗、免疫抑制剂)的人群,这些人一旦感染可发生血行播散,导致神经系统等累及。

但是,大家也不要太紧张,强身健体、早睡早起、少吃辛辣、少喝酒,保持免疫力正常,HSV-1 引起的多数感染还只是头面部可自愈的红斑水疱而已。虽然只是人体的一个"小角"被病毒"撩"了一下,无伤大雅,但是令人困扰的却是摆脱不掉这种小病毒隔三岔五地骚扰。

病毒究竟是怎样做到对我们的持续监视和定期骚扰的呢?

原来,HSV-1 在第一次感染或者潜伏感染之后,被人体的抗体消灭,但是这种"消灭"只体现在缩短病程和消除病毒血症,不能做到预防复发。而剩下的那些病毒就逃到了周围神经,并沿着神经轴索躲进了三叉神经节或感觉神经节里,等免疫力再次低下的时候再出来兴风作浪。

如何才能摆脱这种随时随地、无时无刻、无孔不入的骚扰呢?

我们的治疗目的是缩短病程和预防复发。

局部治疗:根据皮损的不同状态而定,红斑水疱期可以外涂炉甘石;水疱破溃后,可以外涂抗病毒、抗细菌软膏。

全身治疗:一般在每次发作后口服抗病毒药物 7 天至 10 天,以控制病情，缩短病程。

有免疫缺陷或者严重血行感染的患者，需要早日进行抗病毒免疫治疗，如使用静脉丙种球蛋白等。

经常复发的人群（每年发作 6 次以上），可以采取病毒的抑制治疗，伐昔洛韦 0.3 克每天一次口服，连续口服 6~9 个月，但是停药之后仍会有复发可能。因此关键还是要去除诱发因素，保持免疫力的平衡。

生殖器疱疹，那些不得不说的事儿

HSV-2 感染引起的疾病叫"生殖器疱疹"，这是一种性传播疾病（sexual transmitted disease，STD），目前已经成为欧美最常见的性病之一。据世界卫生组织统计，全世界每年有 2500 万新发病例。近年来，该病在我国的发病率也不断上升。但是大家不要以为只有 HSV-2 能引起这种性病，就连号称"单纯"的 HSV-1 其实也并不单纯，10% 的生殖器疱疹就是由 HSV-1 引起的，为什么呢？这与危险性行为有很大关系。

生殖器疱疹是怎么传染的？

就是那些生殖器疱疹患者、携带者或者隐性感染者（病毒抗体检测阳性，但是不发病的人）均是传染者。传播途径自不必说，性传播是主要部分。也有少部分是通过母婴传播，胎儿通过胎盘受感染或者在分娩过程中被感染，还有非常少的一部分是通过母婴密切生活接触感染。

生殖器疱疹会不会通过间接接触生活器具传播呢？

"我经常出差""我昨天用了澡堂里面一条仿佛被用过的毛巾""我坐了一个马桶圈，用完才发现上面有水"……这里强调一点：HSV

在干燥的室温下会很快失活，很少通过空气飞沫或者衣物黏附传播。

生殖器疱疹有哪些易感的危险因素呢？

生殖器疱疹自然有病毒感染的共性，就是乘虚而入，在你免疫力低下的时候更易感。但是，生殖器疱疹也有它作为 STD 的个性，女性因为有更大的生殖器黏膜面积，故更易感。另外，与其他 STD 易感性的因素相同，生殖器疱疹与人口因素、社会因素及艾滋病的流行等因素有关。

它的临床症状多样，表现为不同部位的红斑、水疱、破溃、糜烂。临床表现的严重程度、病程、复发频率与原发感染、复发及是否首次感染有关；与病毒的类型及患者对病毒的免疫力、免疫状态、年龄、性别均有关。

孕妇感染这个病毒到底要不要紧？会不会引起胎儿感染？

妊娠期 HSV 感染增加了自发流产和早产的风险，妊娠后期的母婴传播危险性更高（30%~50%），而既往有疱疹复发病史的孕妇及妊娠早期感染 HSV 的孕妇母婴传播危险性较低（3%）。

这是为什么呢？因为既往感染产生的抗体已经通过胎盘传给胎儿了，产生的被动免疫有保护作用。由于在临产时和接近临产时胎儿感染 HSV 风险最高，因此临产行为指导和剖宫产的应用使全世界新生儿疱疹的发生率有较大的差异。

生殖器疱疹的治疗方法与 HSV-1 感染引起的单纯疱疹无异。

妊娠期应该如何预防新生儿疱疹感染呢？

对于 HSV 血清阳性而无生殖器疱疹病史的孕妇，由于无症状排毒可导致胎儿感染，因此也应该提供抑制性治疗，推荐妊娠 36 周直到分娩口服阿昔洛韦 0.4 克，每日 2 次，值得一提的是，目前尚没有研究显示阿昔洛韦致畸的证据。

　　以上就是那些不得不说的生殖器疱疹的那点事儿，那些大家一直最关心，但一直难以启齿的事儿。

（杜娟）